Klaus Heller

Zur Optimierung der Beatmungsbehandlung bei Früh- und Neugeborenen

Mit 85 Abbildungen

Springer-Verlag
Berlin Heidelberg New York Tokyo

Priv.-Doz. Dr. Klaus Heller
Landeskinderklinik Neunkirchen-Kohlhof
Klinikweg 3, D-6680 Neunkirchen/Saar

CIP-Kurztitelaufnahme der Deutschen Bibliothek. *Heller, Klaus:* Zur Optimierung der
Beatmungsbehandlung bei Früh- und Neugeborenen / Klaus Heller. - Berlin ; Heidelberg ;
New York ; Tokyo: Springer, 1986.

ISBN-13: 978-3-540-16141-7   e-ISBN-13: 978-3-642-70939-5
DOI: 10.1007/978-3-642-70939-5

Das Werk ist urheberrechtlich geschützt. Die dadurch begründeten Rechte, insbesondere die der
Übersetzung, des Nachdruckes, der Entnahme von Abbildungen, der Funksendung, der Wiedergabe
auf photomechanischem oder ähnlichem Wege und der Speicherung in Datenverarbeitungsanlagen
bleiben, auch bei nur auszugsweiser Verwertung, vorbehalten. Die Vergütungsansprüche des § 54,
Abs. 2 UrhG werden durch die „Verwertungsgesellschaft Wort", München, wahrgenommen.

© by Springer-Verlag Berlin Heidelberg 1986

Die Wiedergabe von Gebrauchsnamen, Handelsnamen, Warenbezeichnungen usw. in diesem Werk
berechtigt auch ohne besondere Kennzeichnung nicht zu der Annahme, daß solche Namen im Sinne
der Warenzeichen- und Markenschutz-Gesetzgebung als frei zu betrachten wären und daher von
jedermann benutzt werden dürften.

Gesamtherstellung: Appl, Wemding
2119/3140-543210

*Die Arbeit ist
meinen Kindern und ihren inzwischen
verstorbenen Großmüttern und
Geschwistern gewidmet.*

Vorwort

Den Anstoß zu der vorliegenden Abhandlung gab die tägliche Arbeit auf einer pädiatrischen Intensivstation. Etwa 70% der vom Autor betreuten Patienten waren wegen schweren Lungenerkrankungen beatmet, der größte Teil davon (in der Aufbauphase der Station vor mehr als 10 Jahren) Früh- und Neugeborene sowie junge Säuglinge. Gerade bei den kleinsten Kindern waren die Therapieergebnisse, trotz des großen Aufwandes, kaum besser als zu Ylppös Zeiten.
Die noch keineswegs befriedigenden Resultate forderten das Bemühen um eine Verbesserung der Beatmungsbehandlung schwerstkranker Früh- und Neugeborener sowie junger Säuglinge geradezu heraus.
Auf 2 Hauptwegen wurde versucht, das gesteckte Ziel zu erreichen.
1. Es wurde ein Therapie-(Beatmungs-)gerät entwickelt, das möglichst weitgehend an die Bedürfnisse der beschriebenen Patientengruppe adaptiert ist. Außerdem wurden Meß- und Recheneinrichtungen geschaffen, die eine umfangreiche Erfassung der lungenphysiologischen Werte unter den Bedingungen der Beatmung erlauben.
2. Es wurden Richtlinien erstellt, nach denen die Beatmungsparameter entsprechend der jeweiligen Lungensituation des einzelnen Patienten möglichst optimal gewählt werden können. Auf die Methoden der Statistik mußte verzichtet werden, da sich die lungenphysiologischen Werte der einzelnen Patienten stark unterscheiden. Außerdem ändern sich die mechanischen Werte der Lunge jedes Patienten erheblich während der gesamten Beatmungszeit.

Sinn der Arbeit ist nicht die zweckfreie Forschung. Vielmehr handelt es sich um eine zweckgebundene ärztliche Entwicklungsaufgabe, zu deren Erfüllung allerdings ein nicht geringes Maß an Grundlagenforschung betrieben werden mußte.
Bei der Lösung der vielfältigen Probleme, die im Rahmen dieser Arbeit auftraten, wurde der Autor von folgenden Mitarbeitern und Institutionen maßgeblich unterstützt:

Auf dem Gebiet der Elektronik und der Computertechnik von Dr. med. W. Heinrichs und Dipl.-Math. U. Völkel.

Auf dem Gebiet der Mechanik und Pneumatik von Herrn J. Dahl (Feinmechanikermeister).

Auf dem Gebiet der Meßwerterfassung und Auswertung sowie der Diagrammverwaltung und Organisation von Schwester Adelheid Heller-Jeschke.

Auf dem finanziellen Sektor von der deutschen Forschungsgemeinschaft und der Universitätskinderklinik Münster.

Neunkirchen/Saar, Februar 1986   K. Heller

Anmerkung

An den Autor wurde die dringende Bitte herangetragen, die ursprüngliche Arbeit (Umfang ca. 300 Seiten, davon ca. 60 Seiten Abbildungen) zu kürzen. Viele der für die gestellte Aufgabe („Optimierung der Beatmungsbehandlung ...") dringend erforderlichen Entwicklungen können daher nicht ausführlich dargestellt werden; ihre wichtigsten Ergebnisse sind jedoch am Ende des ersten Kapitels beschrieben.

Danksagung

Mein Dank gilt den Herren Prof. G. Pfefferkorn sen., Prof. U. Keuth und Prof. F.C. Sitzmann, die mir in schwierigen Situationen den Rücken gestärkt haben.

Ferner gebührt Prof. F. Hilgenberg und den Eltern der behandelten Kinder mein Dank für ihr großes Vertrauen, das sie in meine Arbeit an den schwerkranken Patienten setzten. Ohne die Vertrauensbasis hätte die vorliegende Abhandlung nicht zustande kommen können.

Zu danken habe ich auch den Schwestern der Heine-Medin-Station der Universitäts-Kinderklinik Münster, die ganz maßgeblich am Aufbau dieser Station mitgewirkt haben. Sie haben meinen Untersuchungen am Patienten großes Verständnis entgegengebracht und waren jederzeit bereit, mit den von uns erstellten Labormustern und Prototypen äußerst umsichtig in der täglichen Routine zu arbeiten.

K. Heller

Inhaltsverzeichnis

1	**Allgemeine Hinweise**	1
1.1	Übersicht	1
1.2	Hinweise zur Beatmung von Früh- und Neugeborenen	4
2	**Eigene Arbeiten**	9
2.1	Grundlegende Untersuchungen zur Lungenfunktion des beatmeten Kindes	9
2.1.1	Material und Methode	9
2.1.1.1	Der Übungsthorax (Lungenmodell)	9
2.1.1.2	Die Meßwerterfassung	10
2.1.1.3	Die Meßwertverarbeitung	11
2.1.1.4	Die Kalibrierung (Eichung)	15
2.1.1.5	Versuchsaufbau für Messungen zur assistierten Beatmung	16
2.1.1.6	Versuchsaufbau zur Untersuchung von IMV, IDV und CPAP am Lungenmodell	17
2.1.2	Untersuchungen am Lungenmodell	17
2.1.2.1	Vermessung des A4-Respirators und des Servo 900 B	17
2.1.2.2	Einfluß der Ausatemzeit auf den endexspiratorischen intrapulmonalen Druck	25
2.1.2.3	Versuch zur Verteilungsstörung	29
2.1.2.4	Die druckkonstante Beatmung	33
2.1.2.5	Einfluß von Lecks im Beatmungssystem auf die Ventilation	41
2.1.2.6	Die assistierte Beatmung	46
2.1.2.7	Intermittierende assistierte (IDV) und intermittierende kontrollierte (IMV) Beatmung	53
2.1.3	Messungen am Patienten	59
2.1.3.1	Vorstellung der Patienten	59
2.1.3.2	Patienten der Gruppe 1	59
2.1.3.3	Patienten der Gruppe 2	71
2.1.3.4	Patienten der Gruppe 3	83
2.2	Konsequenzen für die Beatmungsführung	100
2.2.1	Beatmungsrichtlinien für die Kinder der einzelnen Kategorien	103
2.2.2	Die Zweifrequenzbeatmung	107

3	**Diskussion** 111
3.1	Diskussion der Methodik 111
3.1.1	Meßplatz und Lungenmodell 111
3.1.2	Meßwertverarbeitung 111
3.2	Diskussion der Versuche am Lungenmodell 112
3.3	Diskussion der Patientenmessungen 118
3.4	Diskussion der Konsequenzen für die Beatmungsführung . . 121
3.5	Diskussion der Zweifrequenzbeatmung 121

4	**Vergleich der eigenen Arbeiten mit den Ergebnissen anderer Autoren** 123
4.1	Diskussion über den hier verwendeten Respirator 123
4.2	Die Meßergebnisse am Patienten 129
4.3	Diskussion des Beatmungskonzeptes 136

5	**Zusammenfassung** 145
6	**Schlußwort** 147
7	**Literatur** 149
8	**Sachverzeichnis** 157

Verzeichnis verwendeter Abkürzungen und Symbole

AAF	= Antiatelektasefaktor
AMV	= Atemminutenvolumen (ml)
ARDS	= adultes Atemnotsyndrom
AZV	= Atemzeitverhältnis
BPD	= Bronchopulmonale Dysplasie
C	= Compliance (ml/mbar)
C_{min}	= minimaler noch „tolerabler" Wert für C („tolerabel" = Spontanatmung noch möglich)
C 1	= Übungsthoraxschaltung Compliance ca. 1 ml/mbar
C 3	= Übungsthoraxschaltung Compliance ca. 3 ml/mbar
CPAP	= „continuous positive airway pressure"
CPPV	= „continuous positive pressure ventilation" Beatmung mit erhöhter Atemmittellage
CTG	= Cardiotocogramm
f	= Atemfrequenz (Zykl/min)
FiO_2	= inspiratorische Sauerstoffkonzentration
FRC	= funktionelle Residualkapazität
HMS	= Hyaline-Membranen-Syndrom
IDV	= „intermittend demand ventilation"
I:E	= Verhältnis von Inspiration zur Exspiration
IMV	= „intermittend mandatory ventilation"
PEEP	= „positiv endexspiratory pressure"
p	= Druck (mbar)
p_L	= Lungendruck beim Übungsthorax (mbar)
p_T	= Tubusdruck (mbar)
$p_T(i)$	= p_{insp} = Tubusdruck am Ende der Inspiration
$p_T(e)$	= p_{exsp} = Tubusdruck am Ende der Exspiration
$p_{Ös}$	= Ösophagusdruck (mbar)
R	= Resistance (mbar · sec/l)
R 70	= Übungsthoraxschaltung Resistance ca. 70 mbar · sec/l
R 300	= Übungsthoraxschaltung Resistance ca. 300 mbar · sec/l
$R_{\dot{V}}$	= $R\dot{V}$ = Resistance aus der Atemarbeit ermittelt
$R_{\dot{V}max}$	= maximaler noch „tolerabler" Wert für $R_{\dot{V}}$

R_V	= RV = Resistance n. d. Äquiresistanceverfahren ermittelt
R_{Vmax}	= maximaler noch „tolerabler" Wert für R_V
R_{os}	= Resistancemessung mittels eingeprägter Oszillationen
t	= Zeit
T	= Zeitkonstante der Lunge (sec)
V	= Atemzugvolumen (ml)
$\dot{V}$	= Flow = Volumengeschwindigkeit (l/min)
$\bar{\dot{V}}$	= mittlerer Flow
$\dot{V}(e)$	= Exspirationsflow
$\dot{V}(i)$	= Inspirationsflow
ZEEP	= Ausatmung passiv gegen Atmosphärendruck

1 Allgemeine Hinweise

1.1 Übersicht

In dieser Arbeit werden folgende Themen ausführlich dargestellt:

1. Versuche zur Lungenfunktion am Lungenmodell

Die Messungen am Modell zeigen, daß die Lungenmechanik die Charakteristik der Beatmung (besonders Inspirationsflow und Atemzugvolumen) stark beeinflußt. Das gilt bei der Kinderbeatmung auch für die sog. volumenkonstanten Ventilatoren. Noch größer ist die umgekehrte Beeinflussung, nämlich die Wirkung der Beatmungsparameter auf die Lunge. Hier ist besonders hervorzuheben, daß bei inadäquater Maschineneinstellung Überblähungen und/oder Verteilungsstörungen die unvermeidliche Folge sind.

2. Messungen am Patienten

Diese Untersuchungen zeigen, daß sich die pulmonale Situation des beatmeten Patienten während einer längeren Behandlung laufend ändert. Das gilt besonders für Kinder mit schwerem Membransyndrom. Während einer Dauerbehandlung tritt nicht nur die erwünschte Steigerung der Compliance auf, sondern es steigt in vielen Fällen die Resistance in fataler Weise. In dem Maß, in dem die Resistance größer wird, wächst auch der physiologische Totraum. Es gibt Hinweise, daß an den hohen Lungenwiderständen in erheblichem Maß die Gewebswiderstände, z.T. durch ein interstitielles Lungenödem verursacht, beteiligt sind.

3. Erstellung von Richtlinien für die Beatmungsführung

Wichtigstes Ergebnis dieses Themas ist die Tatsache, daß die Beatmungsparameter laufend der sich (bisweilen rasch) ändernden Lungensituation angepaßt werden müssen. Beim schweren Membransyndrom – dies hat eine gewisse Ähnlichkeit mit der Schocklunge des älteren Kindes und Erwachsenen – können zu Beginn der Therapie relativ hohe Drücke und Frequenzen vorteilhaft sein, während im weiteren Verlauf die Beatmungsfrequenz durch Verlängerung der Ausatemzeit drastisch reduziert werden muß. Klinisch kann das Erkennen der lungenmechanischen Veränderungen sehr schwierig sein.

Die unter Punkt 1 und 2 beschriebenen Messungen liefern auch die theoretischen Grundlagen zur Beurteilung und Führung
der assistierten Beatmung,
der intermittierenden kontrollierten Beatmung (IMV),
der intermittierenden assistierten Beatmung (IDV) und
der kontrollierten Zweifrequenzbeatmung.
Beim zuletzt genannten Verfahren werden höheramplitudige, niederfrequente und niedrigamplitudige, höherfrequente Atemzüge alternierend verabreicht. Die Zweifrequenzbeatmung hat sich bei schwersten Lungenerkrankungen (z. B. Membransyndrom Stadium IV, schwerste Pneumonien, Mendelsohn-Syndrom) und/oder extremer Unreife (< 29. Schwangerschaftswoche) als sehr effektives und lungenschonendes Ventilationsmuster bewährt.
Die Ergebnisse der nun aufgeführten Arbeiten werden, wie im Vorwort erwähnt, nur in diesem Kapitel dargestellt.

4. Der Respirator A4

Das Beatmungsgerät weist eine sehr große Variabilität der Beatmungsparameter auf und erlaubt eine Vielzahl der heute üblichen Beatmungsverfahren. Dazu gehören:
- Kontrollierte und assistierte Beatmung,
- volumenkonstante und druckkonstante Beatmung,
- intermittierende kontrollierte Beatmung (IMV = intermittend mandatory ventilation),
- intermittierende assistierte Beatmung (IDV = intermittend demand ventilation),
- Zweifrequenzbeatmung,
- Spontanatmung durch das System des Beatmungsgeräts.

Alle Beatmungsverfahren sind bei erhöhtem, exspiratorischem Druck möglich, d.h.
- PEEP (= positive endexspiratory pressure) bei maschineller Atmung und
- CPAP (= continuous positive airway pressure) bei Spontanatmung.

Angesichts der guten Erfahrungen, die bei der Beatmung schwerstkranker Erwachsener mit der volumenkonstanten Ventilation gemacht werden, wird gerade dieser Beatmungsart große Aufmerksamkeit gewidmet. In

lockerer Anlehnung an das Konzept von Engström [33] besteht dabei der Atemzyklus aus folgenden Abschnitten:
a) Insufflationsphase,
b) endinspiratorische Pause (inflation hold), und
c) Exspirationsphase.

Während der Insufflationsphase strömt das Beatmungsgas zur Lunge (beim A4 im Gegensatz zu Engström mit konstantem Flow). In der endinspiratorischen Pause ist der Frischgasstrom bereits unterbrochen, die Ausatmung jedoch noch nicht eingeleitet. Das Beatmungsgas soll sich in dieser Phase gleichmäßig in der Lunge verteilen. Die Ausatmungsphase beginnt mit Öffnen des Exspirationsventiles und das Ausatemgas strömt passiv aus der Lunge [61, 64, 66, 71].

5. Das Meßwerterfassungssystem

Das Meßwerterfassungssystem basiert auf dem Prinzip der offenen Spirografie mittels Fleischrohr und elektronischer Volumenintegration. Da die unvermeidliche Drift des Volumenintegrators Langzeitmessungen unmöglich macht, wurde eine atemfrequenz- und flowunabhängige Driftkompensation entwickelt. Die Fehlergrenzen des verwendeten Aufbaus [38, 52, 55, 86, 87, 99] werden überprüft. Es zeigt sich, daß bei guten Bedingungen die Volumenerfassung mit etwa 10% Genauigkeit erfolgen kann [69].

6. Die Meßwertverarbeitung

Zur Meßwertverarbeitung gehört neben der Complianceermittlung auch die Berechnung des Totraumes und der Atemwiderstände. Die zuerstgenannten Größen werden mittels der bekannten Standardverfahren berechnet, für die Kalkulation der Widerstände ist dagegen die Entwicklung eigener Algorithmen notwendig (s. Kap. „Material u. Methode", S. 9 ff.). Die Erstellung der Rechenvorschriften (Algorithmen) wurde erforderlich, weil die Compliance (Volumendehnbarkeit) der kranken Lungen selbst im Bereich des erforderlichen Atemzugvolumens („tidal volume") stark von der momentanen Blähung abhängt [75].

7. Der Sauerstoffregler

Im Gegensatz zur Beatmung größerer Kinder und Erwachsener ist die Steuerung der Sauerstoffkonzentration bei Frühgeborenen äußerst problematisch. Zu den allgemein bekannten fatalen Folgen der Unterdosierung des O_2 gesellt sich das Problem der Überdosierung dieses Gases (Retinopathia praematurorum --- retrolentale Fibroplasie). Eine automatische Regelung der FiO_2 (inspiratorische Sauerstoffkonzentration) ist daher wünschenswert. Das eigene Gerät regelt die FiO_2 in Abhängigkeit vom transkutanen Sauerstoffpartialdruck. Der Apparat arbeitet nur stabil, wenn er als Proportional-, Integral-, Differentialregler aufgebaut ist. Dabei hängt die applizierte FiO_2 nicht nur von der Differenz zwischen Ist- und Sollwert ab, sondern auch von der zeitlichen Variation des Istwertes. Der Regler ist in der Lage, den vorgegebenen Sauerstoffpartialdruck auf ca. 5 Torr konstant zu halten. Ist die transkutane O_2-Messung nicht möglich, kann das Instrument auch in Verbindung mit einer intraarteriellen Sauerstoffsonde eingesetzt werden [68, 70, 71].

In dieser Arbeit werden folgende Maßeinheiten verwendet:
- für die Länge   cm
- für die Zeit   s
- für das Volumen   ml
- für die Masse   kg
- für den Druck   mbar und Torr
- für die Wärmemenge   kcal

Auf die Verwendung von Kilopascal und Joule wurde verzichtet, da diese in der Physik sehr praktischen und sinnvollen Einheiten in der Klinik (noch) sehr ungebräuchlich sind.

Für die Leser, die die vorgestellten Ergebnisse in die modernen Einheiten umrechnen möchten, seien die dafür geltenden Umrechnungsfaktoren genannt:

1 mbar   = 0,1 Kilopascal   = 0,75 Torr
1 Torr   = 1,33 mbar   = 0,133 Kilopascal
1 kcal   = 4,24 Kilojoule
1 Kilojoule = 0,236 kcal

1.2 Hinweise zur Beatmung von Früh- und Neugeborenen

Seit Beginn der 60er Jahre wird die Dauerbeatmung atemgestörter Früh- und Neugeborener in zunehmendem Maß durchgeführt. Zu Beginn dieser Ära waren vorwiegend zentrale Atemstillstände der Grund für die Respiratortherapie. Heute werden dagegen die meisten Kinder wegen pulmonaler Ursachen (Membransyndrom, Aspiration, schwere Pneumonien) beatmet [23, 58, 60].

Obwohl die Vorzüge der volumenkonstanten Beatmung – besonders bei schweren pulmonalen Erkrankungen – bekannt sind, werden Neonaten und kleine Säuglinge überwiegend druckkonstant ventiliert.

Die Begründung ist einfach. Die benötigten Zugvolumina sind klein (ca. 5–50 ml) und die Beatmungsdrücke relativ hoch (um 20 mbar, in Extremfällen über 40 mbar). Bei derartigen Verhältnissen ist eine exakte volumen-

konstante Ventilation wegen des Einflusses der kompressiblen Gasvolumina im Beatmungssystem auf das Tidal volume kaum möglich. Bei der druckkonstanten Beatmung ist dagegen das kompressible Gasvolumen (Meßgröße ---- innere Compliance) von untergeordneter Bedeutung, da der Leitwert der Maschineneinstellung nicht das Zugvolumen, sondern der Druck ist. Die Beatmung wird als kontrollierte, assistierte oder intermittierend-kontrollierte (IMV) Ventilation durchgeführt. PEEP-Beatmung ist bei den kleinen Kindern obligat. Die Ausatemdrücke liegen zwischen 2 mbar und 5 mbar, in Extremfällen bei 10 mbar. Die Maschinenfrequenz beträgt bei kontrollierter Ventilation etwa 20-60 Zyklen/min, bei IMV - je nach Zustand des Kindes - 1-30 Zyklen/min. Bei kontrollierter Beatmung sind Atemzeitverhältnisse zwischen 1:5 und 1:1 gebräuchlich.
IMV ist sehr beliebt und wird von vielen Therapeuten so zeitig wie möglich eingesetzt [92, 95, 102, 132, 133, 135].
Es gibt noch spezielle Beatmungsmuster wie die mittelhochfrequente [37, 83, 131] und die hochfrequente Beatmung [6, 18], doch ist die Verbreitung dieser Verfahren noch beschränkt.
Assistierte Beatmung wird wenig durchgeführt, weil die üblichen drucksensiblen Triggereinrichtungen unter klinischen Bedingungen unbefriedigend arbeiten.
Zum Verständnis der heutigen Neugeborenen- und Säuglingsbeatmung ist die Kenntnis des derzeit am weitesten verbreiteten Gerätetyps sinnvoll. Die Konstruktion dieser „continuous flow"-Geräte geht auf Keuskamp [86-88] und Kirby [93-95] zurück.

Beschreibung (Abb. 1): Das Beatmungsgasgemisch wird im O_2-Mischer *(1)* aufbereitet und seine Volumengeschwindigkeit mit dem Flowregler *(2)* justiert. Ein Überdruckventil *(4)* dient zur Festlegung des gewünschten Beatmungsdrucks. Nach Passage des Befeuchters *(5)* gelangt das Gasgemisch über den Einatemschlauch zum Patientenanschluß *(6)*. Der Ausatemschlauch schließlich führt zum Ausatemventil *(7)* - dem einzigen Ventil des Ventilators -, das bei den modernen Maschinen gleichzeitig zur PEEP-Erzeugung dient. Das Ausatemventil wird durch einen elektrischen oder pneumatischen Impulsgeber *(8)* angesteuert, an dem die Länge der Ein- und Ausatemzeit eingestellt wird.

Funktion: Während der Einatmung ist das Ausatemventil geschlossen und das Frischgas strömt zum Patienten. Mit Beginn der Ausatmung öffnet sich das Ventil und die Ausatemluft verläßt zusammen mit dem Frischgasstrom (der ja nicht unterbrochen wird) über den Ausatemschlauch das Gerät.
Der Vorteil dieser Konstruktion ist der sehr einfache Aufbau und die Tatsache, daß selbst extrem hohe Frequenzen verarbeitet werden können (das

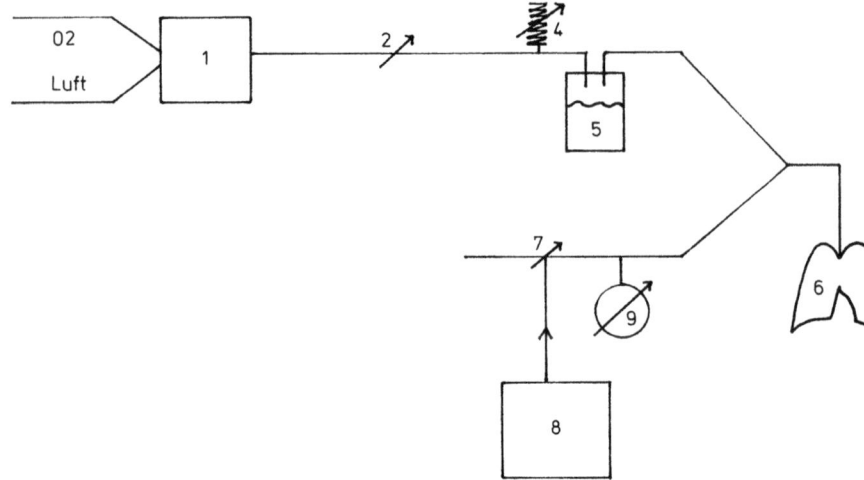

Abb. 1. Continous-flow-Respirator (z. B. Babylog 1).
1 O$_2$-Mischer, *2* Flowregler, *3* Einatemventil, *4* Überdruckventil, *4a* Überdruckventil mit Verbindung zum elektronischen Druckwächter, *5* Befeuchter, *6* Patient, *7* Ausatemventil + PEEP-Ventil, *7a* Ausatemventil, *8* Bedienteil (Zeitgenerator und Überwachung), *9* Beatmungsdruckmesser, *10* Strömungsmesser für Trigger und Ausatemvolumen, *11* Wasserschloß, *12* Zusatzvolumen (für assistierte Beatmung bei PEEP)

wird aber meist nicht genutzt). Sehr angenehm ist außerdem, daß IMV lediglich durch Reduktion der Beamtungsfrequenz realisiert werden kann. Da der Frischgasstrom nicht unterbrochen wird, kann der Patient während der Exspirationsphase des Gerätes spontan atmen.
Dieser Apparatetyp eignet sich schlecht zur assistierten Beatmung, daher verzichten die meisten Hersteller auf diese Ventilationsform. Volumenkonstante Beatmung ist bei geschickter Einstellung zwar möglich, kann aber nicht in Verbindung mit einer endinspiratorischen Pause („inflation hold") appliziert werden.
Die Schlauchwiderstände sind relativ hoch, da neben der Ausatemluft auch der Frischgasstrom durch den Exspirationsteil fließt.
Zum Vergleich ist in Abb. 2 der Gaslaufplan des A4-Respirators dargestellt.
Sauerstoff und Druckluft werden im impulsgesteuerten Mischer (1) zum Beatmungsgemisch aufbereitet. Nach Passage des Inspirationsflowreglers (mit Flowanzeige 2) gelangt das Gasgemisch zum Inspirationsventil (3). Vorbei am Überdruckventil mit elektronischem Druckwächter (4a) gelangen die Gase (während der Inspiration) nach Passage des Befeuchters (5) zur Patientenlunge (6). Während der Exspiration verläßt das Ausatemgas über den Ausatemschenkel durch das nunmehr geöffnete Ausatemventil

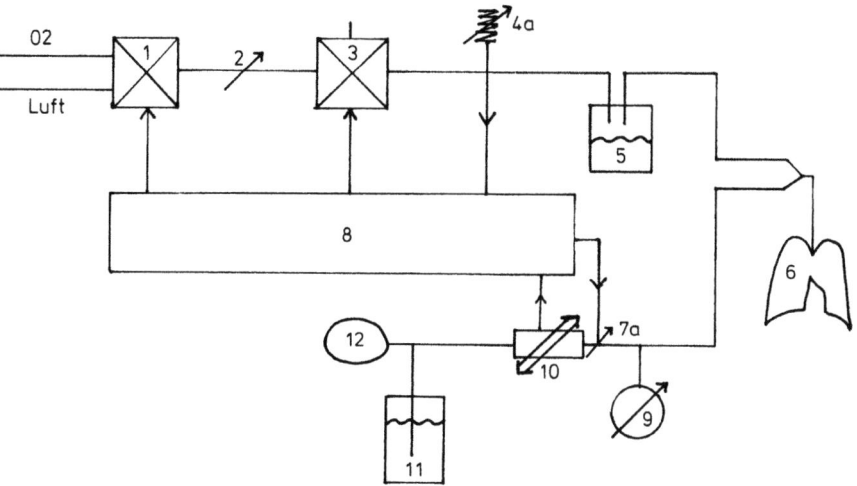

Abb. 2. A 4-Respirator (Erklärung der Ziffern s. Abb. 1)

(7a) das Gerät. Im Ausatemteil liegt der Beatmungsdruckmesser (9), die Strömungsmeßeinrichtung (10), ein Zusatzgasvolumen (12) und das Wasserschloß (11) zur PEEP-Erzeugung. Funktion:

1. Kontrollierte Beatmung

Während der Einatmung ist das Inspirationsventil (3) geöffnet und das Ausatemventil (7a) geschlossen. In der am Bedienteil (8) eingestellten Einatemzeit fließt Frischgas mit konstantem Flow zum Patienten. In der nun folgenden inspiratorischen Pause sind Ein- und Ausatemventil geschlossen, das Beatmungsgas kann sich in dieser Zeit in der Patientenlunge verteilen. Die Ausatmung wird durch Öffnen des Ausatem- und Schließen des Einatemventiles eingeleitet. Im Gegensatz zu einigen anderen Respiratoren wird der Frischgasstrom während der Ausatmung aber nicht unterbrochen, sondern am Einatemventil (3) ins Freie geleitet (dieses Ventil ist ein Dreiwegeventil). So ist die Messung des Einatemflows mit einfachen aber relativ genauen Flowmeterröhren möglich.
Da der Frischgasstrom während der Ausatmung – im Gegensatz zu den „continuous flow"-Geräten – nicht durch das Patientenschlauchsystem geleitet wird, ist der Systemwiderstand des A4 so klein, daß der Ventilator auch für größere Kinder (bis ca. 5 Jahre) eingesetzt werden kann.

2. Assistierte Beatmung

Atmet der Patient während der Ausatemphase des Respirators spontan ein, so fließt ein geringer Flow über den Ausatemteil zum Patienten (das Exspirationsventil bleibt während der ganzen Ausatemphase des Ventilators geöffnet). Dieser geringe Luftstrom wird von der Meßeinrichtung (10) erfaßt und in ein elektrisches Signal umgewandelt, welches den Impulsgenerator auf „Einatmung" steuert.
Da das Wasserschloß keine Rückatmung erlaubt, liegt in der Verbindungsleitung zwischen Strömungsmesser und PEEP-Ventil (Wasserschloß) ein Gasreservoir (Zusatzgasvolumen) (12), aus dem der Patient atmen kann.
Da schon bei einem spontanen Einatemvolumen von 0,1 bis 0,3 ml die Triggereinrichtung auf maschinelle Einatmung schaltet, ist die „Rückatmung" durch den Ausatemschenkel des A4 bei dieser Betriebsart hygienisch unbedenklich.

3. IMV

Bei IMV arbeitet der A4 ähnlich wie ein „continuous flow"-Gerät.

4. IDV (Intermittierende assistierte Beatmung)

Auf diese Betriebsart soll hier nicht näher eingegangen werden, sie wird in Kapitel 2.1.2.7 (S. 53 ff.) beschrieben.

2 Eigene Arbeiten

2.1 Grundlegende Untersuchungen zur Lungenfunktion des beatmeten Kindes

Es wurden lungenmechanische Untersuchungen am Lungenmodell und am Patienten durchgeführt. Die am Patienten gefundenen Werte für Compliance und Resistance werden (soweit das einfache Modell das zuläßt) auf den Übungsthorax (Lungenmodell) übertragen. Während die Messungen am Patienten dazu dienen, Kenntnisse über einige wichtige lungenphysiologische Größen zu erhalten, soll am Lungenmodell der Einfluß der unterschiedlichen Beatmungsparameter auf die Lunge untersucht werden. Auch am Patienten erfolgen Messungen bei unterschiedlichen Maschineneinstellungen. Der Umfang dieser Untersuchungen muß aber begrenzt bleiben, da dem schwerkranken Kind nicht alle Beatmungsparameter zugemutet werden können, die interessante Meßergebnisse erwarten lassen.

2.1.1 Material und Methode

2.1.1.1 Der Übungsthorax (Lungenmodell) (Abb. 3)

Der Übungsthorax besteht aus einer Batterie von 5 starrwandigen Gefäßen, die über Schlauchleitungen miteinander verbunden werden können. Die Behälter haben einen Rauminhalt von je 1 l. Die Vorrichtung wird über eine gemeinsame Schlauchleitung mit dem Patientenanschluß des Beatmungsgeräts verbunden.
Zur Änderung der Resistance des Modells können in die gemeinsame Schlauchleitung (künstliche Trachea) Strömungswiderstände (Stenosen) eingefügt werden. Auch in die Schläuche, welche die einzelnen Behälter miteinander verbinden (künstliche Bronchien), lassen sich Stenosen einschalten. Der zuletzt genannte Aufbau dient der Untersuchung von Verteilungsstörungen.
Die Compliance des Modells ist zwischen 1 ml/mbar und 5 ml/mbar ver-

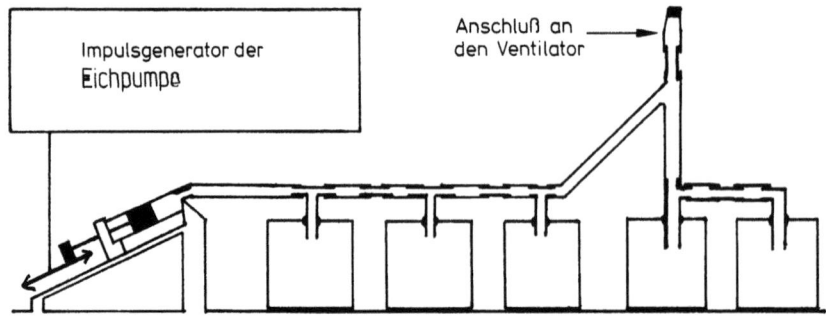

Abb. 3. Schema des Übungsthorax mit Impulsgeber für IMV, IDV und assistierte Beatmung

stellbar, die Resistance kann von 10 mbar·s/l bis 400 mbar·s/l variiert werden. Das verwendete Modell hat keine Temperaturkompensation. Daher sind die gemessenen Compliances bei differenten Maschineneinstellungen etwas unterschiedlich. Außerdem sind sie kleiner als die theoretischen Werte (Boyle-Mariott-Gesetz). Für die hier vorgenommenen Messungen stört das nicht.

2.1.1.2 Die Meßwerterfassung (Meßplatz s. Abb. 4)

Die Druckmessung
Gemessen wird der Tubusdruck und beim Patienten außerdem der Ösophagusdruck als Maß für den Pleuradruck. Die Ösophagusdruckmessung erfolgt mit einer wassergefüllten Sonde, deren distale Öffnung am Beginn des unteren Drittels der Speiseröhre liegt. Als Druckwandler dienen Statham-Transducer. Die Ösophagussonde wird mit ganz geringem Flow gespült.

Die Flowmessung
Die Flowmessung wird bei einigen Untersuchungen mittels Fleischrohr in Verbindung mit einem Differenzdruckgeber (Siemens EMT 32) vorgenommen. Bei den meisten Messungen wird statt des Differenzdruckgebers eine Mikroströmungssonde verwendet.
Die Genauigkeit der Anordnung wird unter verschiedenen Bedingungen geprüft.

Die CO_2 und O_2 Messung
CO_2 wird mittels Ultrarotspektroskopie in der gemischten Ausatemluft gemessen. Die Sauerstoffkonzentration wird mit ein- und demselben Meßsystem (schnelle Brennstoffzelle) alternierend in der Einatem- und der gemischten Ausatemluft erfaßt.

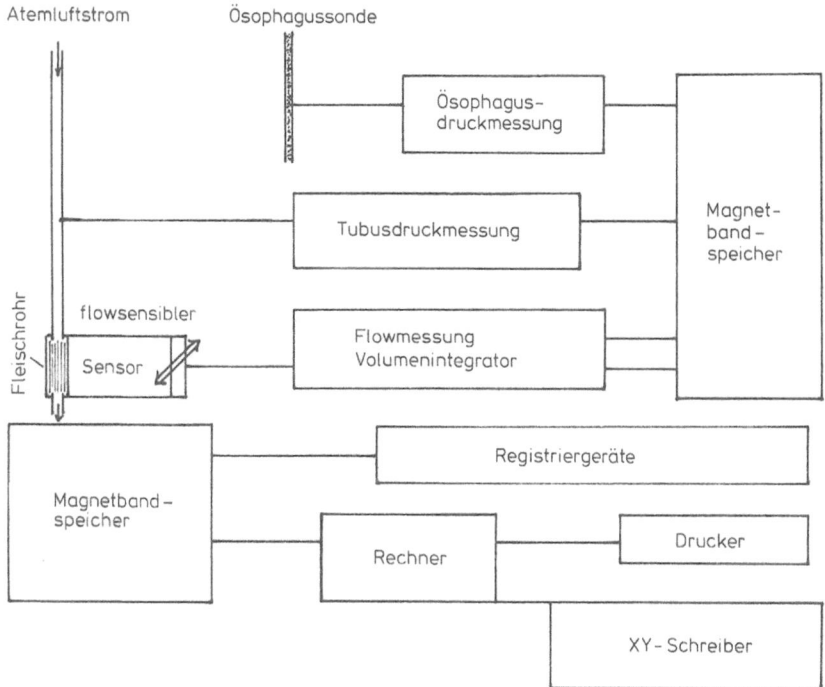

Abb. 4. Lungenfunktionsmeß- und Auswerteplatz

Die Registrierung
Die Meßwerte werden als Y-Zeitschrieb (Linearschreiber) und als X-Y-Diagramm (X-Y-Schreiber) dargestellt. Vorm Ausschreiben auf den beschriebenen Geräten bzw. vor der Verrechnung auf einem Computer, können die Analogdaten auf Magnetband zwischengespeichert werden.

2.1.1.3 Die Meßwertverarbeitung (Kurvenbeispiele s. Abb. 5 und 6)

Die Nullinie des Flowsignals
Am Ausgang des elektronischen Strömungsmessers liegt eine dem Flow analoge Spannung. Aus technischen Gründen ist während der Messung die genaue Lage der Nullinie nicht bekannt. Da sie für einige Berechnungen benötigt wird, muß sie ermittelt werden. Als Nullinie des Flows wird die Linie angesehen, bei der die zwischen ihr und der Flowkurve liegende Fläche (F_i) für die Inspiration die gleiche Größe hat wie die Fläche (F_e) für die Exspiration ($F_i = F_e$).

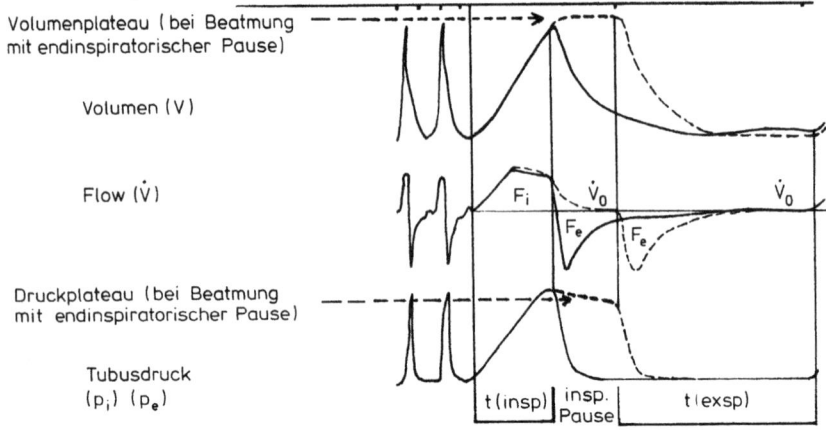

F_i = Fläche für die Inspiration
F_e = Fläche für die Expiration

Abb. 5. Der Atemzyklus in der Y-Zeit Registrierung. Vorn zum Vergleich 2 Zyklen in üblicher Registriergeschwindigkeit. Einstellung am Servo 900 B: Inspirationszeit 25% – ZEEP – Frequenz 28 Zyklen/Minute, endinspiratorische Pause: ------ = 20% ——— = 0

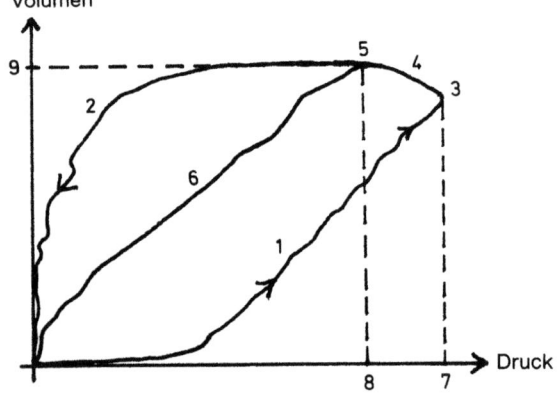

Abb. 6. Der Atemzyklus im Druck-Volumen-Diagramm
1 Verlauf der Druck-Volumen-Kurve während der Einatmung, *2* Verlauf der Druck-Volumen-Kurve während der Ausatmung, *3* Beginn der inspiratorischen Pause, *4* Verlauf der Druck-Volumen-Kurve während der inspiratorischen Pause, *5* Beginn der Ausatmung, *6* Äquiresistancelinie (gemittelte Alveolardrücke), *7* Spitzendruck (hier 25 mb), *8* Plateaudruck (Druck am Ende der inspiratorischen Pause, hier 20 mb), *9* Zugvolumen (hier 40 ml)

Die Volumenintegration
Das Zugvolumen wird durch Integration des Flowsignals nach der Zeit erhalten. Zur Vermeidung einer Drift wird bei dieser Operation die oben genannte Nullinie verwendet. Das gilt sowohl für den im On-line-Betrieb arbeitenden Analogintegrator wie auch für den Off-line betriebenen Computer.

Die Complianceberechnung
Die Compliance (C) wird berechnet nach der Formel

$$C = V/(p_i - p_e)$$

Hierbei bedeute V das Zugvolumen, während p_i der Tubusdruck unmittelbar vor Beginn der Ausatmung und p_e der entsprechende Wert unmittelbar vor Beginn der Einatmung ist. Diese Formel ergibt beim Patienten die Gesamtcompliance (Lunge und Thorax). Die Lungencompliance (C_L) wird erhalten, wenn von der Tubusdruckdifferenz die Ösophagusdruckdifferenz subtrahiert wird.

$$C_L = V/((p_i - p_e) - (p_{io} - p_{eo}))$$

p_{io} = Ösophagusdruck unmittelbar vor Beginn der Ausatmung
p_{eo} = Ösophagusdruck unmittelbar vor Beginn der Einatmung
Beim spontanatmenden Patienten erhält man die dynamische Compliance (C_d) nach der Formel:

$$C_d = V/(p_{io} - p_{eo})$$

Hierbei wird ‚p_{io}' am Übergang von Ein- zur Ausatmung und ‚p_{eo}' am Übergang von Aus- zur Einatmung gemessen. An beiden Meßpunkten ist der Flow gleich Null.

Die Resistanceberechnung aus der Atemarbeit

Die Resistance (R) läßt sich mit Hilfe der viskösen Atemarbeit, die leicht zu ermitteln ist (Fläche der Druck-Volumen-Schleife), berechnen. Folgende Formel wird verwendet:

$$R = L/\tilde{v} = A/t \cdot \tilde{v}$$

A = visköse Atemarbeit
L = visköse Atemleistung
t = Zeit während der Flow ungleich ‚0' ist
$\tilde{v}$ = mittlerer Flow ($2 \cdot V/t$)
V = Atemzugvolumen

Bei der Berechnung des mittleren Flows muß bedacht werden, daß das Zugvolumen während eines Atemzyklus 2mal fließt; während der Inspiration in die Lunge und während der Exspiration aus der Lunge. Bei Spontanatmung kann ‚t' mit der Zykluszeit gleichgesetzt werden. Bei maschineller Ventilation ist ‚t' oft kleiner als die Zykluszeit, da am Ende der Inspiration und auch der Exspiration der Flow gegen Null gehen kann. Das Verfahren liefert einen über die Zeit ‚t' gemittelten Widerstandswert. Im Folgenden wird der nach dieser Methode ermittelte Widerstand als ‚R_V' bezeichnet.

Berechnung der Resistance nach dem „Äquiresistanceverfahren"

Bei diesem Verfahren wird das Zugvolumen rechnerisch in Einzelvolumina (meist 15-20) unterteilt. Für jedes Teilvolumen wird der zugehörige in- und exspiratorische Tubusdruck sowie der korrespondierende Ein- und Ausatemflow ermittelt. Der zugehörige Alveolardruck wird so angenommen, daß bei Verrechnung mit dem korrespondierenden Flow für In- und Exspiration gleiche Resistancewerte erhalten werden. Es ergeben sich soviele Einzelresistancewerte wie Teilvolumina angenommen wurden. Mittelung der Einzelresistancewerte ergibt den über das Atemzugvolumen gemittelten Atemwiderstand. Das Verfahren gestattet (wenn auch mit einem gewissen Fehler), die Erfassung der gemittelten Alveolardrücke in Abhängigkeit vom Zugvolumen. Die mit dieser Methode gewonnenen Werte lassen sich gut mit Angaben aus der Literatur vergleichen. Wegen des Rechenaufwandes wird die Methode erst nach Erhalt eines Rechners eingesetzt. Die nach diesem Algorithmus erhaltenen Werte werden im folgenden mit ‚R_V' bezeichnet.

Die Berechnung des Totraumes
Der Totraum wird nach folgender Formel berechnet:

$$V_D = AZV - CO_2ml / KCO_{2\,alv}$$

V_D = Totraum
AZV = Atemzugvolumen
CO_2ml = Menge der pro Atemzug abgegebenen CO_2-Menge in ‚ml'
$KCO_{2\,alv}$ = Volumenkonzentration des CO_2 in der Alveole
Bei Ermittlung der $KCO_{2\,alv}$ wird die Annahme gemacht, daß der CO_2-Partialdruck in der Alveole gleich dem arteriellen pCO_2 ist.

Die Berechnung der CO_2-Abgabe
Diese Berechnung wird nach untenstehendem Ansatz vorgenommen.

$$KCO_{2\,box} \cdot \tilde{v} = CO_2/t$$

KCO_{2box} = Volumenkonzentration des CO_2 in einer Mischbox, die mit dem Gasauslaßstutzen des Respirators verbunden ist.
$\tilde{V}$ = mittlerer Flow, der die Mischbox durchsetzt (ml/min).
CO_2/t = CO_2 Abgabe pro Zeiteinheit (ml/min).

Berechnung der Sauerstoffaufnahme
Grundsätzlich entspricht diese Formel der obigen.

$$(KO_{2in} - KO_{2box}) \cdot \tilde{V} = O_2/t$$

KO_{2in} = Sauerstoffkonzentration in der Einatemluft.
KO_{2box} = Sauerstoffkonzentration in der Mischbox.
O_2/t = O_2 Aufnahme pro Zeiteinheit (ml/min).

2.1.1.4 Die Kalibrierung (Eichung)

Die Druckkalibrierung
Die Druckwandler werden statisch mit Wasser- bzw. Quecksilbermanometern kalibriert. Eine dynamische Kalibrierung ist wegen der kleinen Zeitkonstante der Meßwandler nicht erforderlich.

Flow-/ Volumenkalibrierung
Die Flow-/ Volumenkalibrierung erfolgt volumetrisch. Dazu wird eine elektropneumatisch betriebene Kolbenpumpe verwendet, deren Hub von 0–49 ml und deren Frequenz von 0–100 Zyklen/min variiert werden kann. Die Eichpumpe ist so gebaut, daß sie in Verbindung mit dem Lungenmodell auch als Spontanatmungssimulator verwendet werden kann (Abb. 3). Die Eichpumpe erlaubt neben der statischen auch die dynamische Kalibrierung.
Die Berechnung des Kalibrierfaktors für den Flow ist im folgenden dargestellt.

$$C_{\dot{V}} = V / \int_0^t S_{\dot{V}dt}$$

$C_{\dot{V}}$ = Kalibrierfaktor für das Flowsignal,
V = an der Eichpumpe eingestelltes Volumen,
$0-t$ = Zeitspanne, in der das bekannte Volumen durch die Meßanordnung fließt.
$S_{\dot{V}}$ = dem Flow analoges elektrisches Signal.

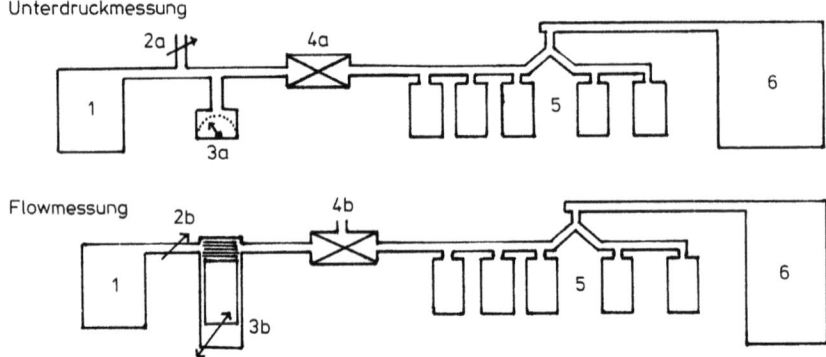

Abb. 7. Versuchsaufbau für Messungen zur assistierten Beatmung.
1 Unterdruckgenerator, *2a* Unterdruckregler, *2b* Nadelventil, *3a* Elektromanometer, *3b* Flowmessung, *4a* Zweiwegemagnetventil, *4b* Dreiwegemagnetventil, *5* Übungsthorax, *6* Ventilator

Kalibrierung der Gasanalysatoren
Diese Analysatoren lassen sich mit Gasgemischen bekannter Konzentration kalibrieren. Da nur im Einatemstrom und im gemischten Ausatemgas gemessen wird, kann eine dynamische Kalibrierung entfallen.

2.1.1.5 Versuchsaufbau für Messungen zur assistierten Beatmung

Es wird bei der Vermessung der Triggereinrichtungen die Triggerempfindlichkeit und die Triggerantwortzeit gemessen. Diese Messungen werden bei einer simulierten Patientencompliance von 0 (verschlossener Patientenanschluß) und unter klinikähnlichen Bedingungen am Lungenmodell vorgenommen [34, 63, 99].
Zur Simulation der Einatembemühung des Patienten dient ein Unterdruckgenerator. Bei der Vermessung von flowsensiblen Triggersystemen (A4) wird der simulierte Einatemflow vorgewählt und gemessen, bei druckempfindlichen Triggersystemen (Servo 900 B) dagegen wird der simulierte Einatemunterdruck eingestellt und registriert (Abb. 7).
Unter Triggerempfindlichkeit wird das kleinste pneumatische Signal (Einatembemühung des Patienten) verstanden, welches bei sensibelster Einstellung der Assistierungseinrichtung (die aber noch nicht zur Selbsttriggerung der Maschine führt) das Auslösen einer maschinellen Inspiration bewirkt. Der Wert kann je nach Meßbedingungen als Unterdruck, Flow oder auch Volumen angegeben werden.
Die Triggerantwortzeit ist definiert als die Zeit, die nach Anlegen eines

ausreichend großen Inspirationssignals bis zum Einsetzen einer maschinellen Inspiration vergeht.
Die Triggerempfindlichkeit, die unter günstigsten Bedingungen (Patientencompliance = 0, großer Zeitabstand zur vorausgegangenen Inspiration) gemessen wird, heißt Nettotriggerempfindlichkeit. Die unter ähnlichen Bedingungen ermittelte Antwortzeit wird als Nettotriggerantwortzeit bezeichnet. Nettotriggerempfindlichkeit und Nettotriggerantwortzeit sind Gerätekenngrößen; sie sagen relativ wenig über das Verhalten der Assistierungseinrichtung im klinischen Betrieb aus.

2.1.1.6 Versuchsaufbau zur Untersuchung von IMV, IDV und CPAP am Lungenmodell

Zur Simulation spontaner Atemzüge wird der Übungsthorax entsprechend Abb. 3 mit der bereits beschriebenen Eichpumpe zusammengeschaltet. Die Pumpe wird so angeschlossen, daß sich zwischen ihr und den jeweils gewählten Stenosen zur Resistancesimulation das Lungenmodell befindet.
Mit dieser Anordnung kann die vom Patienten erbrachte Arbeit bei den unterschiedlichen Beatmungsformen (auch assistierte Beatmung) gemessen werden. Zusätzlich läßt sich bestimmen, wie stark der Kranke durch eigene Atmung bei IMV und IDV das Minutenvolumen variieren kann.

2.1.2 Untersuchungen am Lungenmodell

2.1.2.1 Vermessung des A4-Respirators und des Servo 900 B

Beide Respiratoren arbeiten üblicherweise volumenkonstant, lassen sich aber auch druckkonstant betreiben. Die Maschinen gehören zu den zeitgesteuerten Ventilatoren und erlauben assistierte Beatmung. Zum Abtrainieren verfügt der Servo über eine IMV-Schaltung, beim A4 kann hierfür IMV und IDV eingesetzt werden. Die Flowregelung erfolgt beim Servo elektronisch, beim A4 (Schemazeichnung s. Abb. 2) mechanisch. Die Flowcharakteristik kann beim Servo variiert werden, beim A4 nicht (Konstantflow). Bei allen Messungen (Lungenmodell und Patienten) wird der Servo jedoch mit konstantem Flow betrieben.
Das Triggersystem des Servo ist drucksensibel, das des A4 flowsensibel.
Der Servo kann bekanntlich zur Behandlung aller Altersgruppen eingesetzt werden, der A4 ist speziell für die Beatmung von Kindern bis etwa 5 Jahren entwickelt.

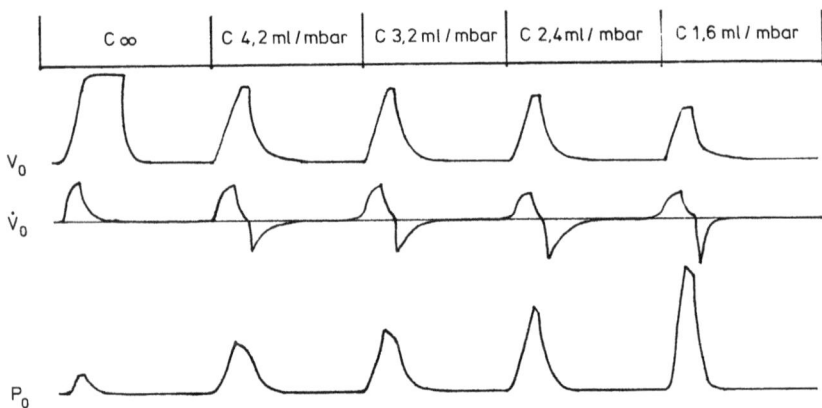

Abb. 8. Diagramme des Versuchs zum Einfluß der Lungencompliance auf das Zugvolumen des Respirators A 4. Der Einatemflow beträgt 6,2 l/min, die Zugvolumina und die Beatmungsdruckwerte bei den einzelnen Compliances sind in Tabelle 1 zusammengestellt

Tabelle 1. A4. Effektives Zugvolumen bei verschiedenen Lungencompliances

Compliance (ml/mbar)	unendlich	4,2	3,2	2,4	1,6
Zugvolumen (ml)	42,0	36,8	35,9	34,7	31,8
Beatmungsdruck (mbar)	0,0	8,9	11,0	14,6	20,2

Tabelle 2. Servo 990 B. Effektives Zugvolumen bei verschiedenen Lungencompliances

Compliance (ml/mbar)	unendlich	3,8	3,0	1,9	1,0
Zugvolumen (ml)	50,0	37,5	35,1	31,0	21,5
Beatmungsdruck (mbar)	0,0	10,0	11,8	16,0	22,0

Abhängigkeit des Zugvolumens von der Compliance

Am Respirator werden etwa 50 ml Zugvolumen eingestellt. Die Messungen werden bei Compliancewerten von unendlich (offener Patientenanschluß) 4, 3, 2 und 1 ml/mb (ungefähre Werte) vorgenommen. Die Beatmung des Modells erfolgt mit endinspiratorischer Pause und langer Ausatemzeit. Einige der bei diesen Messungen erhaltenen Volumen-Druck-Flow-Kurven sind in Abb. 8 dargestellt. Inspirationsdruck und Volumen werden am Ende der inspiratorischen Pause gemessen.

Die für den A4 gefundenen Werte sind in der Tabelle 1 zusammengestellt.

Die Tabelle 2 zeigt die Werte, die beim Servo 900 B gefunden werden.

Obwohl beide Geräte zur Gruppe der volumenkonstanten Respiratoren gehören, zeigen sie dennoch eine deutliche Abhängigkeit des Zugvolumens von der Lungencompliance oder richtiger von dem sich aus der Compliance ergebenden Inspirationsdruck.
Die Gerätecompliance läßt sich nach der Formel

$$C_m = (V_1 - V_2) / (p_2 - p_1)$$

berechnen. Bei der Gleichung bedeuten:
V_1 = Zugvolumen bei großer Compliance,
V_2 = Zugvolumen bei kleiner Compliance,
C_m = Maschinencompliance,
p_1 = Beatmungsdruck bei großer Compliance,
p_2 = Beatmungsdruck bei kleiner Compliance.
Bei Mittelung der verschiedenen Werte erhält man für den A4 eine Maschinencompliance (= innere Compliance) von 0,5 ml/mbar und für den Servo 1,3 ml/mbar.

Abhängigkeit des Zugvolumens von der Resistance

a) Beatmung mit endinspiratorischer Pause
Vor das Lungenmodell werden Stenosen geschaltet, die unter bestimmten Bedingungen 70 mbar·s/l bzw. 300 mbar·s/l Widerstand haben. Sie werden im folgenden als „R 70" und „R 300" bezeichnet. Am A4 werden 70 ml, am Servo 50 ml Zugvolumen eingestellt. Die Compliance des Modells beträgt etwa 1 ml/mbar bzw. 3 ml/mbar.
Bei der ersten Meßreihe ist die endinspiratorische Pause so bemessen, daß es zu einem Druckausgleich zwischen Tubus und Lungendruck kommt. Die Exspiration ist ausreichend lang für die vollständige Entlüftung des Übungsthorax. Die Abb. 9-11 und die Tabellen 3 und 4 zeigen die Ergebnisse dieser Meßreihen. Unter diesen Bedingungen ist der Einfluß der Resistance auf das Zugvolumen nur gering.
Anmerkung: Gleiche Stenosen haben bei differenten Messungen ggf. unterschiedliche Resistances. Das liegt letztlich an dem sehr einfachen Aufbau des Modells. Die qualitative Aussage der Versuche wird dadurch aber nicht gestört.

Fazit dieser Meßreihe: Bei gleichbleibender Compliance aber wechselnder Resistance können auch kleine Kinder volumenkonstant ventiliert werden.

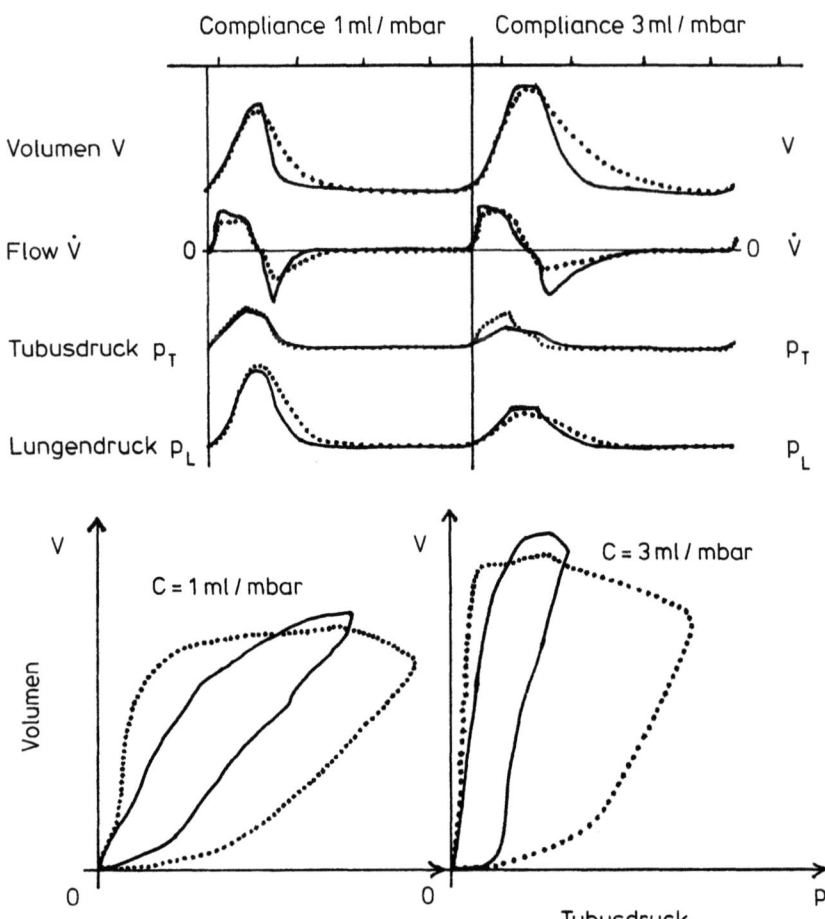

Abb. 9. Versuch zum Einfluß der Resistance auf das Zugvolumen des A4-Respirators bei geringerer und größerer Compliance. (Beatmung mit inspiratorischer Pause.) (Meßwerte s. Tabelle 3) —— Stenose R 70, ······ Stenose R 300

Tabelle 3. Meßwerte zu Abb. 9 (A4-Respirator)

Einstellung des Modells	Volumen ml	Flow l/min	p_T mbar	p_L mbar	Compliance ml/mbar	$R_{\dot{V}}$ mbar·s/l
C1 R 70	47	7,4	46,0	46,0	1,0	103
C3 R 70	59	7,4	19,6	19,6	3,0	74
C1 R300	45	5,3	45,0	45,0	1,0	382
C3 R300	56	6,3	18,7	18,7	3,0	373

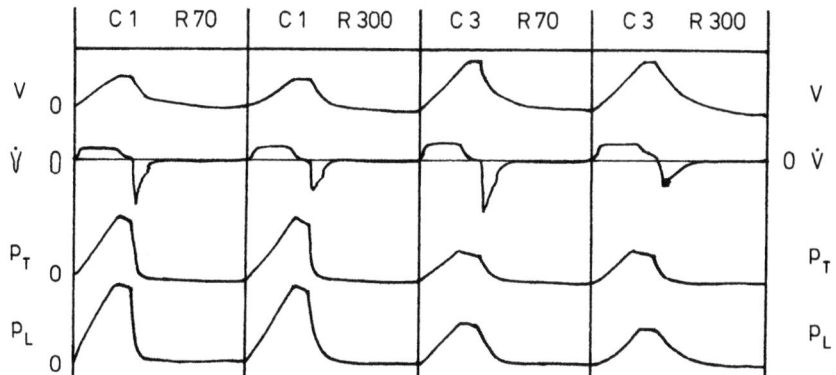

Abb. 10. Versuch zum Einfluß der Resistance auf das Zugvolumen des Servo 900 B bei geringerer und größerer Compliance. (Meßwerte s. Tabelle 4)

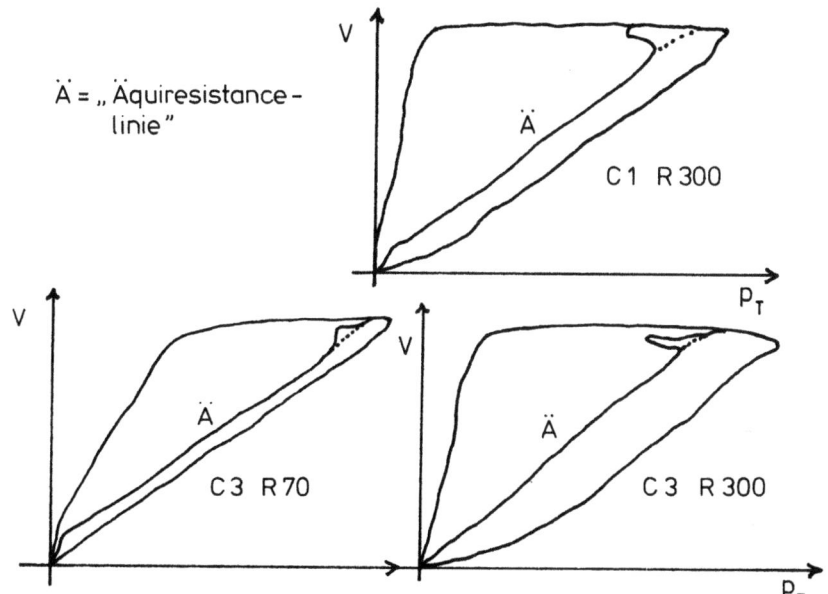

$\ddot{A}$ = „Äquiresistance-linie"

Abb. 11. Druck-Volumen-Diagramme des Servo 900 B (entsprechend Abb. 10)

Tabelle 4. Meßwerte zu Abb. 10, 11 (Servo) Beatmung mit inspiratorischer Pause

Einstellung des Modells	Volumen ml	Flow l/min	p_T mbar	p_L mbar	Compliance ml/mbar	$R_{\dot{V}}$ mbar·s/l
C1 R 70	22	0,95	22,0	22,0	1,0	177
C3 R 70	36	1,9	12,0	12,0	3,0	71
C1 R300	21	1,1	21,5	21,5	1,0	375
C3 R300	33	1,5	11,0	11,0	3,0	187

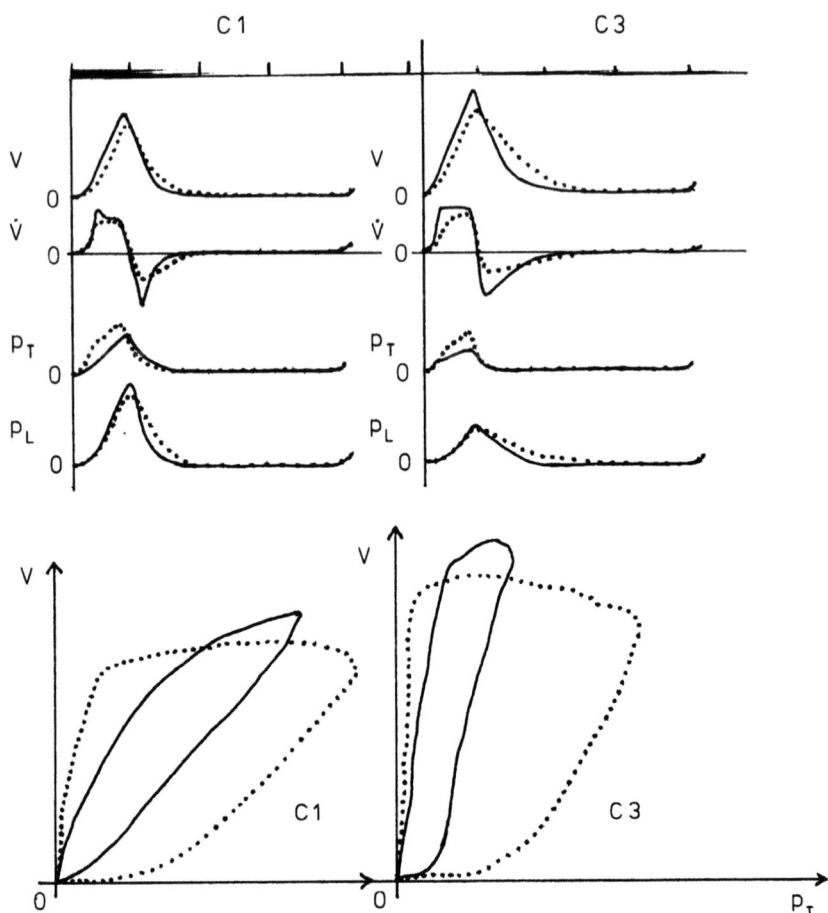

Abb. 12. Versuch zur Volumenkonstanz des A4-Respirators bei Beatmung ohne inspiratorische Pause mit kleinem Flow. (Meßwerte s. Tabelle 5a) ——— Stenose R 70, ······· Stenose R 300

b) Beatmung ohne endinspiratorische Pause

Die nächste Meßreihe ähnelt der vorherigen, jedoch wird ohne ‚inflation hold' beatmet. Die Versuche werden bei beiden Maschinen einmal mit höherem und einmal mit niedrigerem Flow durchgeführt. Die Ergebnisse beim A4 sind in Abb. 12 und 13 sowie in Tabelle 5, für den Servo in Abb. 14 und in Tabelle 6 dargestellt.

Bei beiden Geräten fällt das Zugvolumen mit steigender Resistance. Der Einfluß der Resistance auf das Tidal volume wächst einerseits mit dem In-

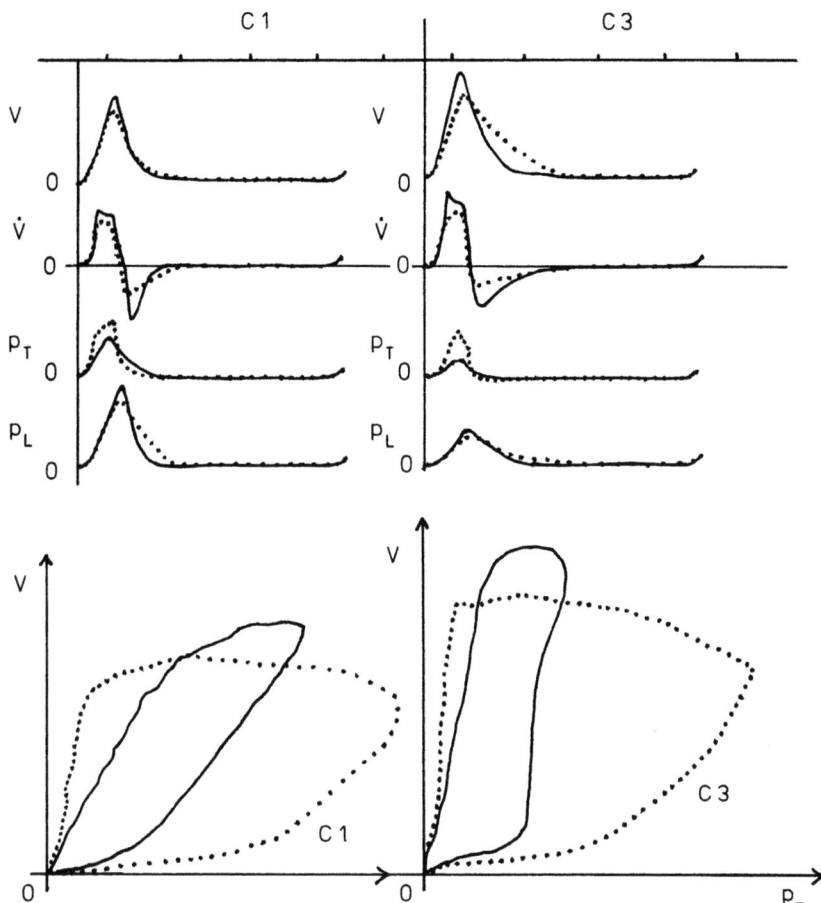

Abb. 13. Versuch zur Volumenkonstanz des A 4-Respirators bei Beatmung ohne inspiratorische Pause mit hohem Flow. (Meßwerte s. Tabelle 5 b) —— Stenose R 70, ······· Stenose R 300

spirationsflow, andererseits aber auch mit der Maschinencompliance. Daher variiert das Zugvolumen beim Servo stärker in Abhängigkeit vom Widerstand als beim A4.

Fazit: Bei Beatmung ohne endinspiratorische Pause ist eine volumenkonstante Beatmung nicht möglich. Die relativ besten Ergebnisse erhält man bei geringem Inspirationsflow und kleiner Maschinencompliance.

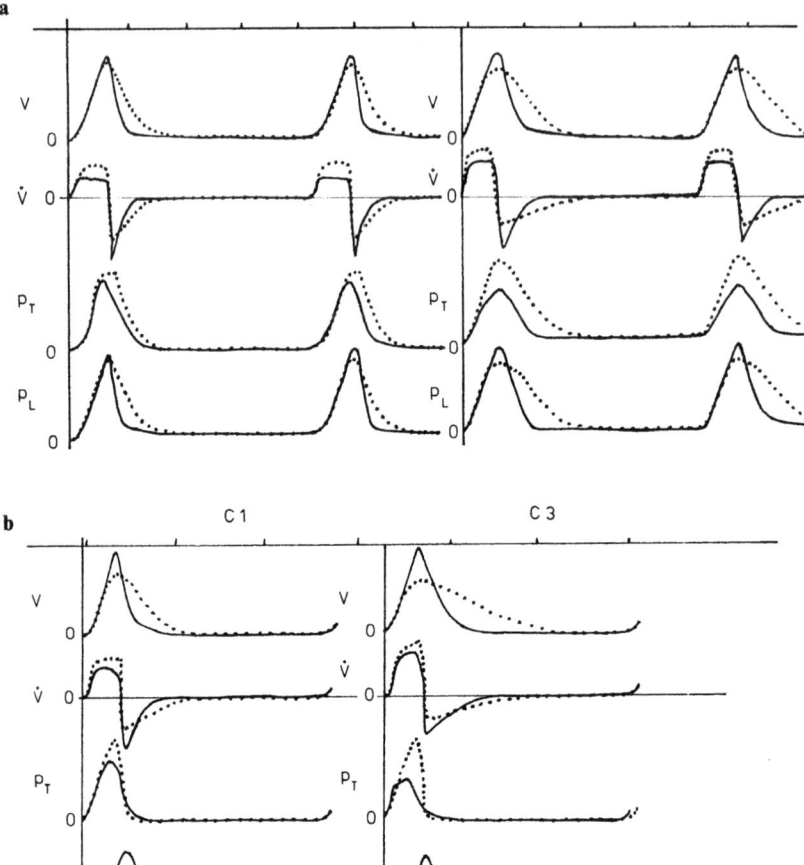

Abb. 14a, b. Versuch zur Volumenkonstanz des Servo 900 B bei Beatmung ohne inspiratorische Pause. (Meßwerte s. Tabelle 6) **a** Einstellung: geringer Flow, **b** Einstellung: hoher Flow. ——— Stenose R 70, ······· Stenose R 300

Tabelle 5 a, b. Meßwerte des Versuchs zur Volumenkonstanz des Respirators A 4 bei verschiedenen Resistances und Beatmung ohne inspiratorische Pause

a. An der Maschine ist ein geringerer Flow eingestellt (Abb. 12)

Einstellung des Modells	Volumen ml	Flow l/min	p_T mbar	p_L mbar	Compliance ml/mbar	$R_{\dot{V}}$ mbar·s/l
C1 R 70	47,0	7,0	49,0	47,0	1,0	96
C1 R 300	43,0	5,6	60,0	43,0	1,0	330
C3 R 70	58,0	6,8	23,0	22,0	2,6	77
C3 R 300	50,1	5,8	48,0	19,0	2,6	470

b. An der Maschine ist ein hoher Flow eingestellt (zu Abb. 13)

Einstellung des Modells	Volumen ml	Flow l/min	p_T mbar	p_L mbar	Compliance ml/mbar	$R_{\dot{V}}$ mbar·s/l
C1 R 70	46,0	12,6	51,0	46,0	1,0	105
C1 R 300	38,0	7,7	72,0	40,0	0,95	486
C3 R 70	56,0	12,0	25,0	21,0	2,7	96
C3 R 300	47,0	8,4	61,0	17,5	2,7	504

Tabelle 6. Servoventilator (zu Abb. 14)

Einstellung des Modells	Volumen ml	Flow l/min	Tubus-druck mbar	Lungen-druck mbar	Compliance ml/mbar	$R_{\dot{V}}$ mbar·s/l
a. Geringe Floweinstellung						
C1 R 70	40,0	4,5	39,0	33,3	1,2	146
C1 R 300	36,0	4,0	46,0	30,0	1,2	315
C3 R 70	54,0	6,0	22,0	18,0	3,0	82
C3 R 300	43,0	5,0	37,6	14,5	3,0	323
b. Hohe Floweinstellung						
C1 R 70	40,0	7,3	43,0	34,0	1,2	118
C1 R 300	30,0	5,9	57,0	25,0	1,2	386
C3 R 70	50,0	9,4	27,0	16,7	3,0	93
C3 R 300	33,0	6,6	52,0	11,0	3,0	462

2.1.2.2 Einfluß der Ausatemzeit auf den endexspiratorischen intrapulmonalen Druck

Beatmung mit endinspiratorischer Pause

Diese Versuchsreihe wird mit dem A4-Respirator durchgeführt. Die Ausatemzeiten entsprechen den Einstellungen in der Klinik. Einatemzeit und Inspirationspausendauer sind ebenfalls klinischen Erfahrungswerten angeglichen (Tabelle 7, Abb. 15).

Tabelle 7. Meßwerte (zu Abb. 15) zum Einfluß der Ausatemzeit auf den intrapulmonalen PEEP (Respirator A4)

Diagramm Abbildung	Einstellung des Modells	Volumen ml	Flow inspiratorisch l/min	Flow exspiratorisch l/min	p_T max mbar	p_T Plateau mbar	p_L mbar	C_L ml/mbar	PEEP Lunge mbar
a	C1 R 70	32,0	4,0	6,0	35	32	32	1,0	0,0
b	C1 R 70	17,0	2,2	4,6	19	18	18	0,9	0,0
c	C2 R 70	57,0	7,6	6,8	41	31	31	1,8	0,0
d	C2 R 70	34,0	4,0	5,3	22	20	20	1,9	2,0
e	C2 R 70	28,0	4,2	6,3	28	26	26	1,7	9,1
f	C3 R 70	57,0	4,6	7,8	23	21	21	2,7	0,0
g	C3 R 70	46,3	5,6	5,9	21	19	19	2,7	2,0
h	C3 R300	41,5	4,2	4,3	43	24	24	2,7	8,4

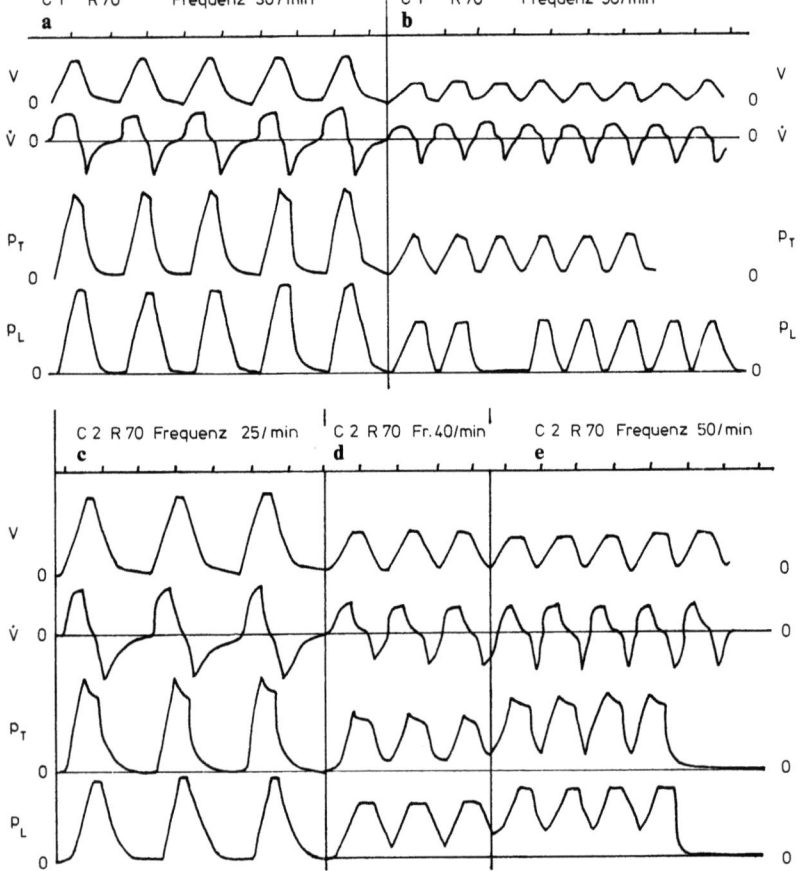

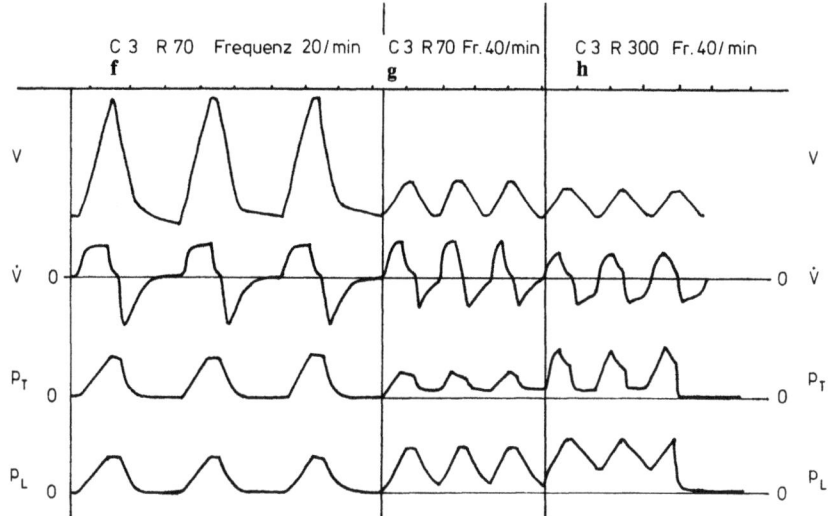

Abb. 15a-h. Versuch zum Einfluß der Ausatemzeit auf den intrapulmonalen PEEP. (Die Meßwerte sind aus Tabelle 7 zu ersehen.)

Ergebnisse: Bei einer kleinen Zeitkonstante der Lunge (C = 1 ml/mbar, R = 70 mbar · s/l) erfolgt die Entlüftung rasch. Die Beatmungsfrequenz beträgt 30/min, der Beatmungsdruck 32 mbar und die inspiratorische Pause 0,3 s. Die lungenmechanischen Werte entsprechen denen eines Kindes mit mäßig starkem Membransyndrom. Der intrapulmonale Druck erreicht am Ende der Ausatmung die Nullinie, somit ist die Ausatemzeit ausreichend (Abb. 15a).
Bei nahezu gleichem Atemminutenvolumen wird die Atemfrequenz auf 50/min erhöht, somit sinken Zugvolumen und Druck. Die Ausatemzeit liegt bei 0,39 s und ist bei der kleinen Zeitkonstante des Modells, wie die Lungendruckkurve zeigt, noch ausreichend (Abb. 15b).
Folgende Werte können Kinder haben, die bereits einige Zeit beatmet werden, aber noch keine ausgeprägten Lungenschäden zeigen.
Bei ungefähr gleicher Resistance ist die Compliance auf 1,8 ml/mbar gestiegen, die Zeitkonstante also größer geworden. Bei einer Frequenz von 25/min und einem Zugvolumen von 57 ml ist die Ausatemzeit mit 1,64 s ausreichend lang (Abb. 15c). Die Frequenz wird auf 40/min erhöht. Das Atemminutenvolumen ist mit 1360 ml etwas kleiner als bei der vorherigen Respirationseinstellung. Die gewählte Ausatemzeit von 0,55 s bewirkt bereits einen diskreten intrapulmonalen PEEP, er beträgt 2 mbar (Abb. 15d).
Bei in etwa gleichbleibender Resistance wird die Compliance auf 2,7 ml/mbar vergrößert. Ein solcher Zustand tritt ein, wenn bei dem Patienten in

zunehmendem Maß Antiatelektasefaktor gebildet wird. Die Frequenz ist 20/min, das Zugvolumen 57 ml. Es ergibt sich ein Atemminutenvolumen von 1140 ml. Die Ausatemzeit ist bei der gegebenen Zeitkonstante der Lunge mit 2,2 s ausreichend (Abb. 15 f).
Beim nächsten Versuch (Abb. 15 g) beträgt die Beatmungsfrequenz 40/min und die Ausatemzeit 0,6 s. Trotz dieser noch relativ langen Exspirationszeit stellt sich ein intrapulmonaler PEEP von 2 mbar ein.
Wird die zuletzt beschriebene Messung mit deutlich größerer Resistance (R 300) wiederholt, so steigt schon bei der relativ langen Ausatemzeit von 0,76 s der endexspiratorische Druck auf 8,4 mbar (Abb. 15 h).
Derartige Lungenwerte kann ein Patient erreichen, der nach längerer Beatmungsdauer die Zeichen einer bronchopulmonalen Dysplasie entwickelt. Auch ein interstitielles Lungenödem (extravasales Lungenwasser) kann ähnlich hohe Widerstände erzeugen.

Fazit dieser Meßreihe: Kinder mit frischem Atemnotsyndrom haben kleine pulmonale Zeitkonstanten und können daher mit relativ hohen Frequenzen ventiliert werden. Während einer protrahierten Beatmung steigen die Compliance- und (leider auch) oft die Resistancewerte. Es werden nunmehr längere Ausatemzeiten gebraucht, um bedrohliche Lungenblähungen zu vermeiden.

Bemerkung: Im vorhergehenden Abschnitt wird der Begriff ‚pulmonale Zeitkonstante' gebraucht. Rechnerisch ist sie das Produkt aus Compliance und Resistance. Sie hat die Dimension einer Zeit und ist ein Maß für die Zeit, die für die Be- bzw. Entlüftung benötigt wird (vgl. S. 114). Die Lungen unserer Patienten haben übrigens exspiratorisch größere Zeitkonstanten als inspiratorisch.

Tabelle 8. Meßwerte zu Abb. 16 a–c

Diagramm Abbildung	Einstellung des Modells	Volumen ml	Flow l/min	Frequenz Zykl. min	p_T mbar	p_L mbar	C ml/mbar	PEEP Tubus mbar	Lunge mbar
a	C 1 R 70	44,4	9,1	30	48	46	0,97	0	0
b	C 3 R 300	62	6,6	20	69	23	2,7	0	0
c	C 3 R 300	35	4,6	40	39	19	2,7	0,5	6

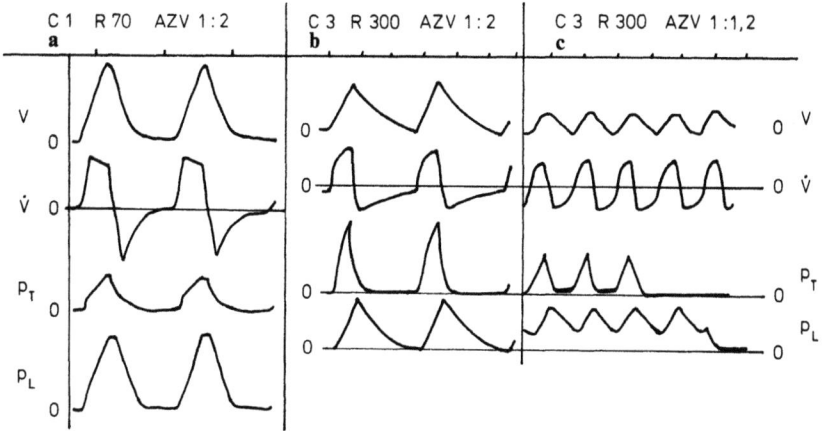

Abb. 16a–c. Versuch zur Beatmung ohne inspiratorische Pause mit gebräuchlichen Frequenzen. (Ausgewählte Diagramme der Versuchsreihe) (Meßwerte s. Tabelle 8)

Beatmung ohne inspiratorische Pause

Die Ergebnisse dieser Meßreihe, die der obigen ähnlich ist (allerdings ohne Inflation hold), sind in Abb. 16 und Tabelle 8 dargestellt.

Wichtigstes Ergebnis: Die Belüftung der Lunge ist wesentlich schlechter als bei Verwendung der inspiratorischen Pause. Dies ist an der teilweise erheblichen Differenz zwischen inspiratorischem Tubus- und Lungendruck zu erkennen. Störend für die Beatmungsführung ist auch, daß der am Tubus gemessene Druck (der ja ungefähr dem am Beatmungsdruckmanometer angezeigten Wert entspricht) kein Maß für den tatsächlichen inspiratorischen Lungendruck ist. Der Einfluß einer zu kurzen Ausatemzeit auf den endexspiratorischen Lungendruck ist bei diesen Versuchen der gleiche wie bei der vorigen Meßreihe.

Fazit: Ist man darauf angewiesen, ohne Inflation hold zu beatmen, so ist die Wahl eines niedrigen Inspirationsflows wichtig. Wie im weiteren Verlauf gezeigt wird, gilt dies erstaunlicherweise auch, wenn die Beatmung druckkonstant mit Druckplateau vorgenommen wird.

2.1.2.3 Versuch zur Verteilungsstörung

Im folgenden Versuch wird in Anlehnung an einen von Herzog und Norlander beschriebenen Aufbau [35, 77], vor einen von 2 Behältern des Lungenmodells eine Enge mit ca. 600 mbar·s/l Resistance geschaltet, wäh-

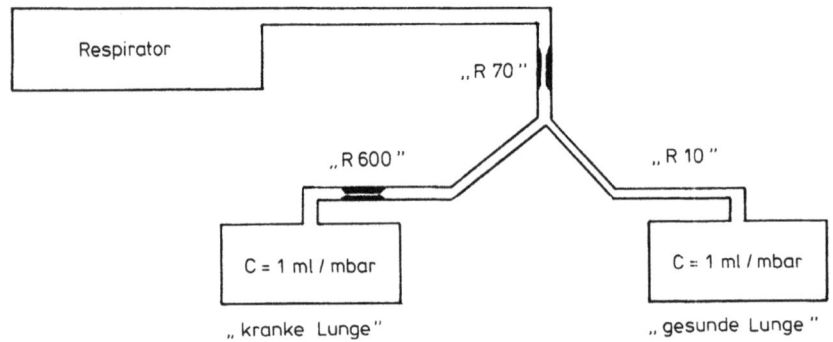

Abb. 17. Lungenmodell zur Verteilungsstörung des Atemgases

rend der 2. Behälter über einen normalen Schlauch (höchstens 10 mbar · s/l Resistance) an die künstliche Trachea angeschlossen wird. In die „Luftröhre" wird außerdem noch ein Strömungswiderstand mit einem Wert von etwa 70 mbar · s/l geschaltet (Abb. 17). Gemessen wird außer Flow, Zugvolumen und Tubusdruck auch der Lungendruck in den beiden Behältern. Die Beatmung erfolgt mit dem A4 bei unterschiedlichen Einstellungen.

Die Diagramme (Abb. 18–22) zeigen, daß ein in- und exspiratorischer Druckangleich in den beiden Behältern (im folgenden auch „kranke" und „gesunde Lunge" genannt) und somit eine gleichmäßige Ventilation nur zustande kommt, wenn mit inspiratorischer Pause und ausreichend langer Ausatemzeit ventiliert wird.

Sowohl bei großem wie bei kleinem Einatemflow kann gleichmäßig ventiliert werden, sofern die inspiratorische Pause ausreichend lang ist (Abb. 18). Alle anderen Einstellungen führen zu einer relativen Unterventilation des poststenotischen Abschnittes (Abb. 19). Das nichtstenotische Kompartiment wird bei diesen Beatmungsparametern entsprechend stärker ventiliert. Wird mit hoher Frequenz beatmet, ist zu erkennen, daß der PEEP im kranken Abschnitt deutlich über dem des gesunden Kompartiments liegt (Abb. 20).

Auffällig ist das Verhalten von Resistance und Compliance. Die Compliance hat ihren höchsten Wert, wenn beide Anteile gleichmäßig ventiliert werden. Bei den anderen Einstellungen ist die Volumendehnbarkeit geringer. Bei der Resistance wäre zu erwarten, daß sie proportional zum Flow steigt. Bei der Messung (Abb. 21) ist dieser Effekt aber nur gering und lediglich bei der Mittelung der Resistance über den Flow (R_V) erkennbar (vgl. Abb. 21 mit Abb. 18).

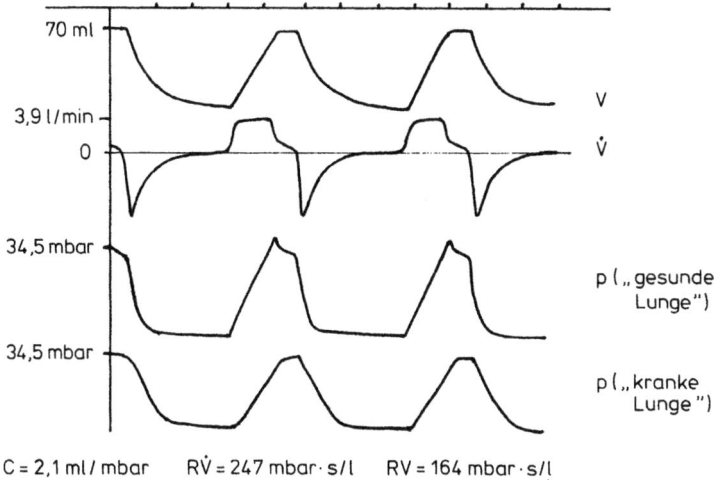

Abb. 18. Versuch zur Verteilungsstörung. Bei geringer Frequenz, inspiratorischer Pause und ausreichend langer Exspirationszeit werden beide Lungenkompartimente gleich ventiliert. Beachte die Phasenverschiebung zwischen „gesundem" und „krankem" Kompartiment.

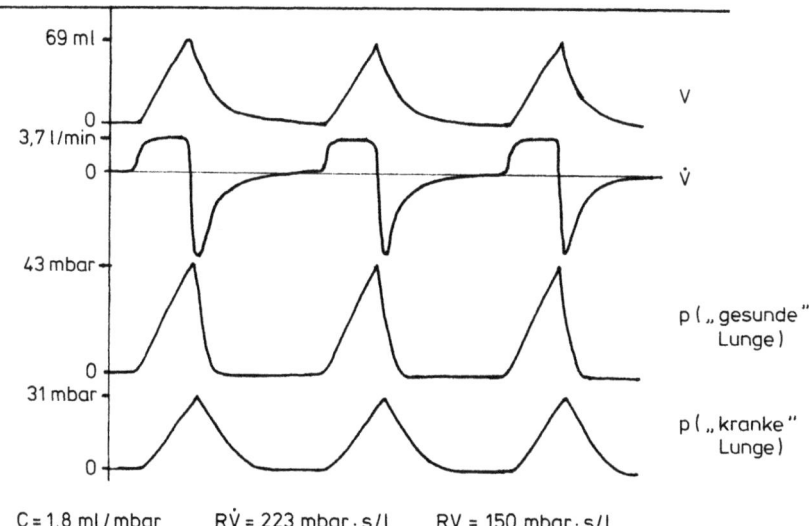

Abb. 19. Versuche am Modell zur Verteilungsstörung. Verzicht auf die inspiratorische Pause bewirkt eine deutliche Minderbelüftung des poststenotischen „kranken" Lungenabschnitts

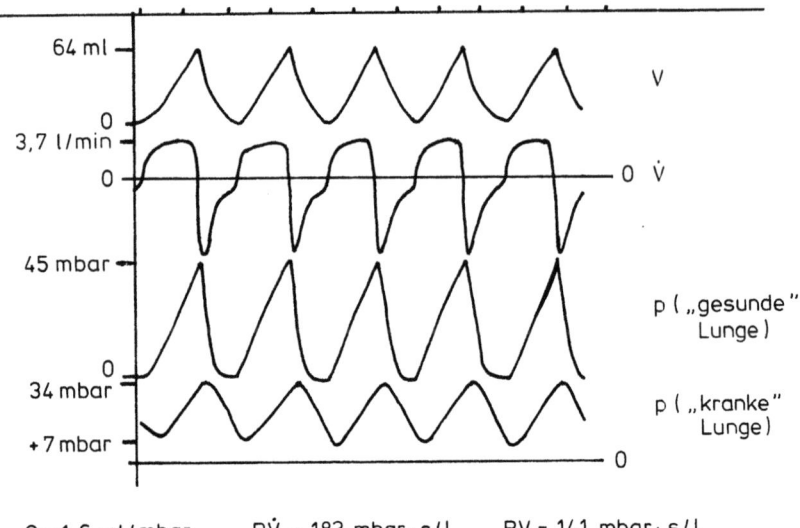

Abb. 20. Bereits bei einer Frequenz von 28 Zyklen/min ist die Ungleichverteilung der Ventilation beider Kompartimente erheblich. Beachte den intrapulmonalen PEEP im „kranken" Kompartiment

Bemerkenswert ist, daß die Resistance mit zunehmender Ungleichverteilung des Atemzugvolumens geringer wird. Sie hat ihren höchsten Wert bei Beatmung mit kleiner Frequenz und inspiratorischer Pause. Bei Ventilation mit hoher Frequenz, hohem Flow und Verzicht auf Inflation hold dagegen, ist die Resistance am kleinsten (Abb. 22).
Erklärung: Bei gleichmäßiger Ventilation beider (oder beim Patienten sehr vieler) Kompartimente fließt ein großer Anteil des Zugvolumens (im vorliegenden Fall sind das 50%) durch die Stenose. Somit ist ihr Anteil an der Gesamtresistance relativ hoch. Bei ungleicher Verteilung fließt nur wenig durch die Enge, somit wird deren Anteil an der Gesamtresistance kleiner.

Fazit: Beim Vorliegen von Verteilungsstörungen (z. B. bei schwerer bronchopulmonaler Dysplasie) erfolgt eine gleichmäßige Belüftung nur bei Beatmung mit inspiratorischer Pause. Die Entlüftung aller Kompartimente ist nur dann sichergestellt, wenn die Ausatemzeit ausreichend lang ist. Grundsätzlich kann die Einatmung mit großem Flow erfolgen, wenn die inspiratorische Pause dafür relativ lang ist (vgl. Abb. 18 mit Abb. 21). Die zuletztgenannte Technik bewirkt aber hohe Druckspitzen im „gesunden" Kompartiment, die für eine reale Lunge gefährlich sind. Die Messungen

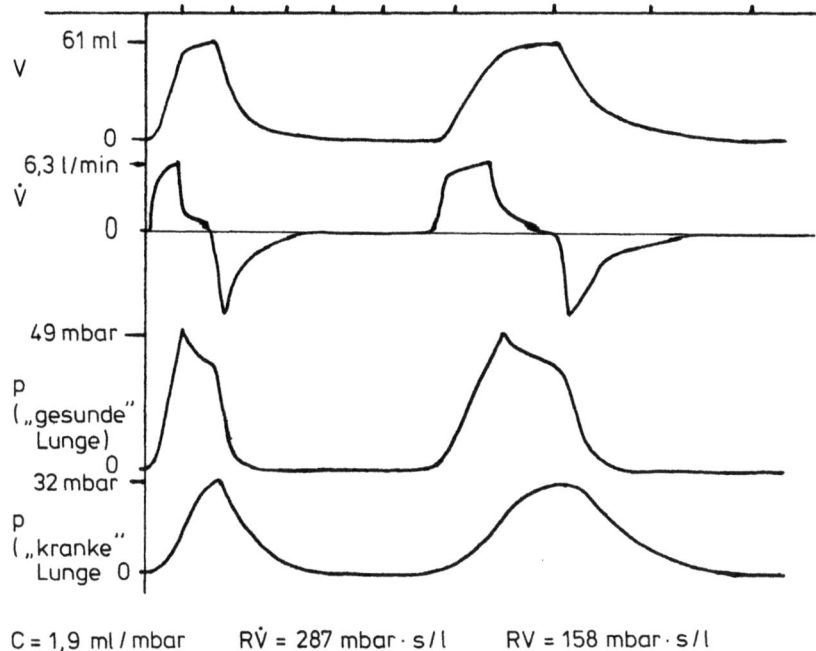

C = 1,9 ml / mbar   RV̇ = 287 mbar · s / l   RV = 158 mbar · s / l

(links kleiner, rechts größerer Papiervorschub)

Abb. 21. Versuche am Modell zur Verteilungsstörung. Geringe Frequenz, inspiratorische Pause und ausreichend lange Exspirationszeit, ähnlich der Respiratoreinstellung in Abb. 18, jedoch mit größerem Inspirationsflow

zeigen ferner, daß die ermittelten lungenmechanischen Größen stark von der Art der Ventilation abhängen. Diese Eigenheit ist bei der realen Lunge noch wesentlich stärker ausgeprägt.

2.1.2.4 Die druckkonstante Beatmung

Diese Beatmungsart ist für die vorliegende Patientengruppe am weitesten verbreitet. Sie kann druckgesteuert (z. B. Bird-Mark-8-Respirator) oder zeitgesteuert mit Druckplateau (Babylog, A4, A. I. V. u. v. a.) erfolgen. Diagramme, die bei Verwendung des Mark 8 Respirators erhalten werden, sind in den Abb. 23–25 dargestellt. Eine Übersicht über die bei den Versuchen gefundenen Meßwerte zeigt die Tabelle 9. Es ist zu erkennen, daß das Zugvolumen stark von der Lungencompliance abhängt. Aber auch die Resistance hat - namentlich bei höheren Inspirationsflows - einen deutlichen Einfluß auf das Zugvolumen. Besonders problematisch wird die

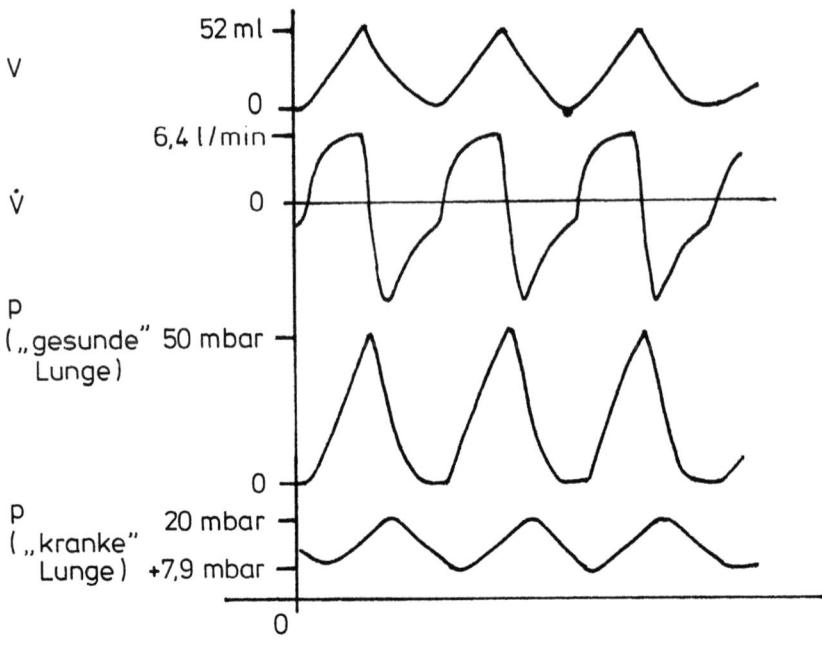

Abb. 22. Beatmung mit hoher Frequenz und großem Flow führt zur Minderventilation des „kranken" Kompartiments. Beachte den PEEP (7,9 mbar) in der „kranken" Lunge!

druckgesteuerte Beatmung, wenn die Zeitkonstante der Lunge groß ist (Abb. 26).
Am Modell zur Verteilungsstörung ist eine gleichmäßige Belüftung beider Kompartimente nicht realisierbar. Bei kleinem Flow hält sich die Uneven ventilation allerdings noch in vertretbaren Grenzen (vgl. Abb. 27a mit Abb. 27b).

Fazit: Druckgesteuerte Beatmung erlaubt bei kleinen Zeitkonstanten der Lunge durchaus erträgliche Beatmungsergebnisse. Die starke Abhängigkeit des Zugvolumens von der Compliance kann aber den Patienten gefährden, wenn ein Ansteigen der Compliance während der Therapie nicht bemerkt wird. Problematisch ist die druckgesteuerte Ventilation bei großer Zeitkonstante der Lunge und/oder Verteilungsstörungen (bronchopulmonale Dysplasie).
Die Abb. 28 und die Tabelle 10 zeigen die Ergebnisse einer zeitgesteuerten Beatmung mit druckkonstantem inspiratorischem Plateau. Es ist zu erkennen, daß auch hier (erwartungsgemäß) das Zugvolumen stark von der

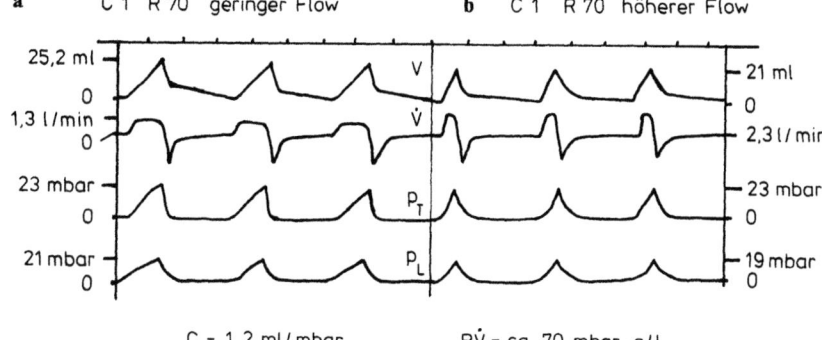

Abb. 23 a, b. Versuch zum Einfluß des Flows auf das Zugvolumen bei druckgesteuerter Beatmung. (Respirator: Bird Mark 8)
a Bei kleinem Flow sind Tubusdruck und Lungendruck ziemlich gleich. Der am Beatmungsdruckmanometer abgelesene Druck ist daher als Anhalt für das Zugvolumen verwertbar.
b Bei höherem Flow ist der Tubusdruck kein Anhalt mehr für das Atemzugvolumen

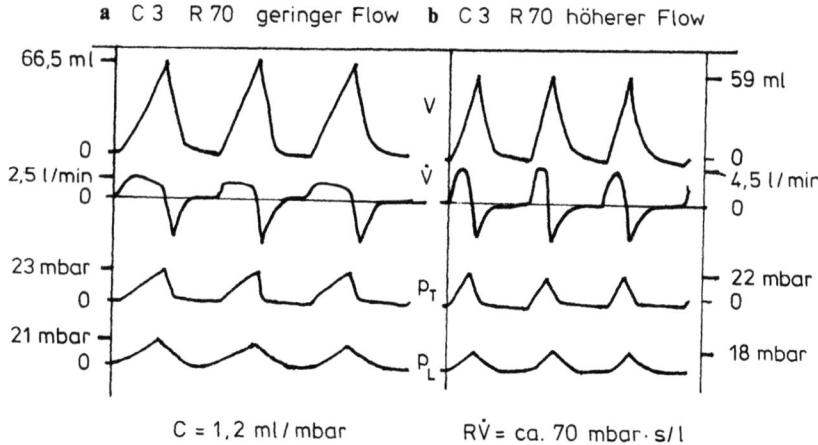

Abb. 24. a Vergrößerung der Compliance führt bei gleichem Beatmungsdruck zum Anstieg des Zugvolumens.
b Bei Erhöhung des Flows ist, trotz nahezu gleichem Tubusdruck, das Zugvolumen deutlich gefallen

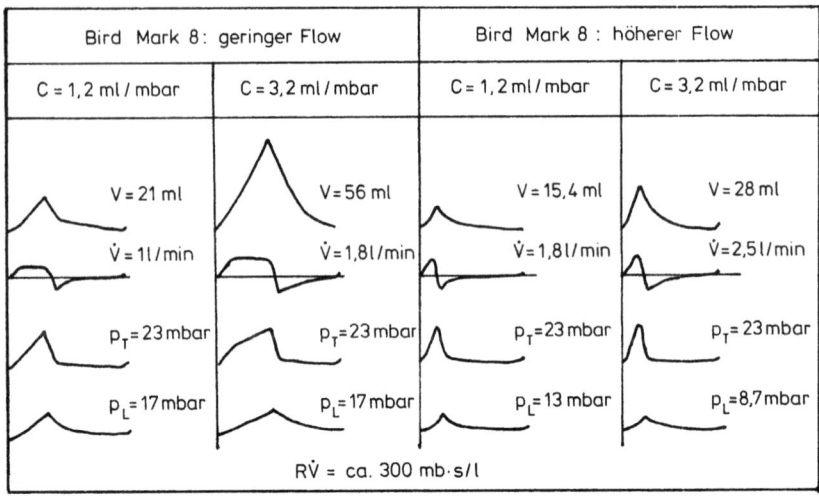

Abb. 25. Einfluß der Resistance auf das Zugvolumen bei druckgesteuerter Beatmung. Anstieg der Resistance bewirkt Abfall des Zugvolumens. Bei hohen Resistances ist das Zugvolumen sehr stark vom Flow abhängig. (Vgl. Abb. 23 und 24)

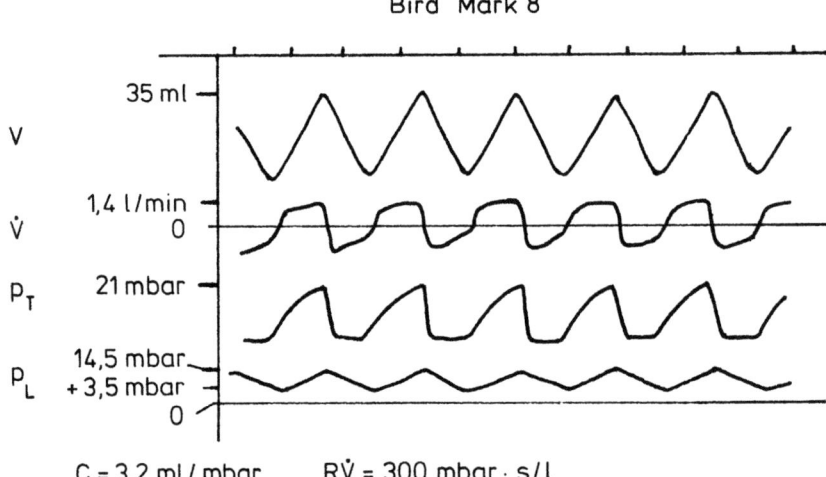

Abb. 26. Druckgesteuerte Beatmung mit großer Zeitkonstante der Lunge. Bei den gewählten Beatmungsparametern ist die Ventilation der Lunge gering. Die Tubusdrücke geben keinerlei Anhalt für das Zugvolumen. (Bird Mark 8)

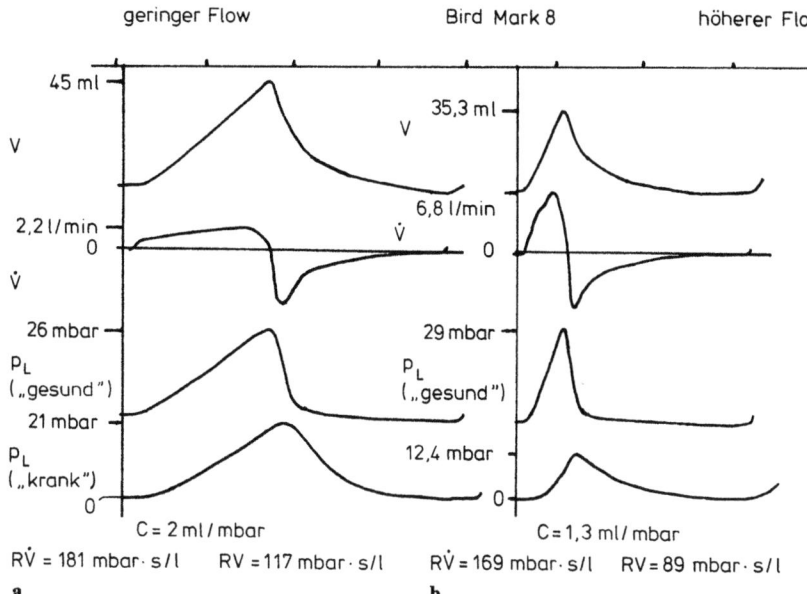

Abb. 27a, b. Druckgesteuerte Beatmung am Modell zur Verteilungsstörung.
a Bei geringem Einatemflow und somit langer Einatemzeit, ist die Ventilation beider Kompartimente nur wenig unterschiedlich.
b Höherer Inspirationsflow führt zur Unterbelüftung der „kranken" Lunge

Tabelle 9. Bird Respirator Mark 8. Übersichtstabelle der gefundenen und besprochenen Meßwerte

Einstellung des Modells	Volumen	Flow inspiratorisch max.	p_T	p_L	Compliance Lunge	Abb. Nr.
	ml	l/min	mbar	mbar	ml/mbar	
C1 R 70	25,2	1,3	23	21	1,2	23a
C1 R 70	21,0	2,3	23	18	1,2	23b
C3 R 70	66,5	2,5	23	21	3,2	24a
C3 R 70	59,0	4,5	22	18	3,2	24b
C1 R300	21,0	1,0	23	17	1,2	25
C3 R300	56,0	1,8	23	17	3,2	25
C1 R300	15,4	1,8	23	13	1,2	25
C3 R300	28,0	2,5	23	8,7	3,2	25

Tabelle 10. Übersichtstabelle der gefundenen und besprochenen Meßwerte (zu Abb. 28) (Respirator A 4 - druckkonstant)

Diagramm	Einstellung des Modells	Volumen ml	Flow inspiratorisch max l/min	p_T mbar	p_L mbar	C Lunge ml/mbar	$R_{\dot{V}}$ mbar·s/l
a	C1 R 70	27,1	4,2	29	28	0,97	126
c	C1 R300	25,0	3,0	28	26	0,96	295
b	C3 R 70	69,4	7,0	28	26	2,6	78
d	C3 R300	46,5	4,0	29	18	2,6	330

Lungencompliance abhängt (Tabelle 10, Messungen mit R 70). Ist die Einatemzeit lang im Verhältnis zur Zeitkonstante der Lunge, so ist die Beeinflussung des Zugvolumens durch die Resistance nicht sehr groß (Tabelle 10, beide Messungen mit C 1). Ist dagegen die Inspirationszeit klein, verglichen mit der pulmonalen Zeitkonstante, so fällt das Tidal volume erheblich mit wachsender Resistance. Diese Situation besteht bei der Messung C 3, R 300 (Tabelle 10).

Am Modell zur Verteilungsstörung kann nur bei geschickter Einstellung des Gerätes mit dieser Beatmungsart eine gute Belüftung des „kranken" Kompartiments realisiert werden (Abb. 29), allerdings benötigt man dazu eine relativ lange Inspirationszeit (1 s).

Beatmung mit kurzer Ausatemzeit

Einige Autoren [125–127] berichten über gute Ergebnisse bei Beatmung mit sehr kurzer Ausatemzeit (umgekehrtes Atemzeitverhältnis = inversed ratio). Die Messungen zu diesem Ventilationsmuster ähneln denen, die auf S. 25 ff. vorgestellt wurden. Die Abb. 30 und 31 zeigen die erhaltenen Diagramme. Es ist zu erkennen, daß sich mit diesem Ventilationsmuster ein intrapulmonaler PEEP erreichen läßt. Während bei den Einstellungen auf den ersten beiden Diagrammen (Abb. 30 und 31 a) der PEEP therapeutisch sinnvoll erscheint, ist sein Wert im Abb. 31 b gefährlich. Auch dieses Ventilationsmuster hat den Nachteil, daß der intrapulmonale endexspiratorische Druck unter klinischen Bedingungen nicht bekannt ist.

Wird versucht, am Modell zur Verteilungsstörung mit Druckplateau und kurzer Exspirationszeit zu ventilieren (Abb. 32), so resultiert eine dramatische Unterventilation des „kranken" Lungenabschnitts.

Fazit: Beatmung mit druckkonstantem Plateau kann in einigen Situationen eine gute Ventilation ergeben, unter bestimmten Voraussetzungen auch am Modell zur Verteilungsstörung. Hinsichtlich gleichmäßiger Ven-

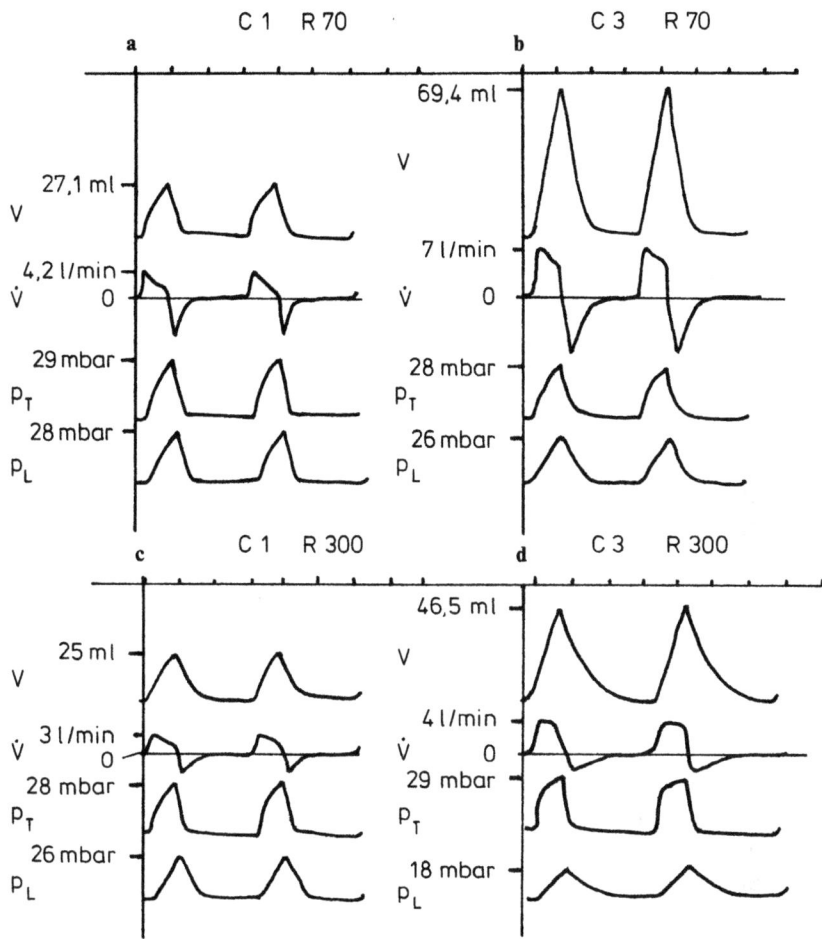

Abb. 28a–d. Druckkonstante Beatmung mit dem Respirator A4.
a Beachte den stark dezelerierenden Flowverlauf.
b Bei dieser Beatmungsform ist das Zugvolumen abhängig von der Lungencompliance.
c Ist die Einatemzeit groß im Verhältnis zur Zeitkonstante der Lunge, so ist das Zugvolumen weitgehend unabhängig von der Resistance (vgl. a).
d Ist die Zeitkonstante der Lunge groß im Verhältnis zur Inspirationszeit, so ändert sich das Zugvolumen durchaus mit der Resistance (vgl. b)

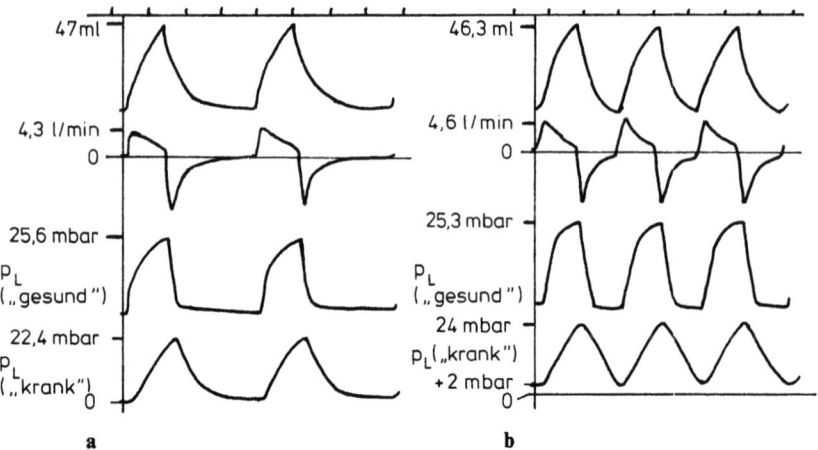

Abb. 29a, b. Druckkonstante Ventilation am Modell zur Verteilungsstörung mit dem Respirator A4.
a Bei der gewählten Einstellung ist die Ventilation der „kranken" Lunge nur wenig geringer als die der „gesunden". (C = 1,8 ml/mbar, $R_{\dot V}$ = 180 mbar · s/l, R_V = 117 mbar · s/l)
b Ventilation mit höherer Frequenz. Die Ventilation der „kranken" Lunge ist noch recht gut; es tritt aber in diesem Kompartiment ein diskreter PEEP auf. (C = 1,8 ml/mbar, $R_{\dot V}$ = 188 mbar · s/l, R_V = 117 mbar · s/l)

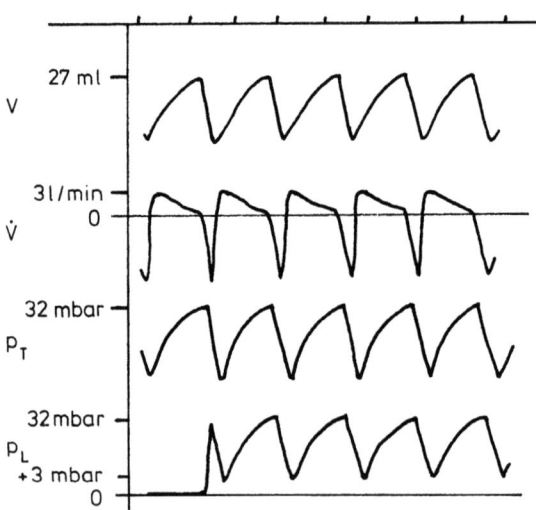

Abb. 30. Druckkonstante Beatmung mit dem A4 bei verkürzter Ausatemzeit. Die Belüftung der Lunge ist gut. (Inspirationsdruck am Tubus und in der Lunge sind gleich.) Wegen der kurzen Exspirationszeit besteht ein intrapulmonaler PEEP. Dies kann gegebenenfalls erwünscht sein. (C = 0,9 ml/mbar, $R_{\dot V}$ = 139 mbar · s/l, R_V = 76 mbar · s/l)

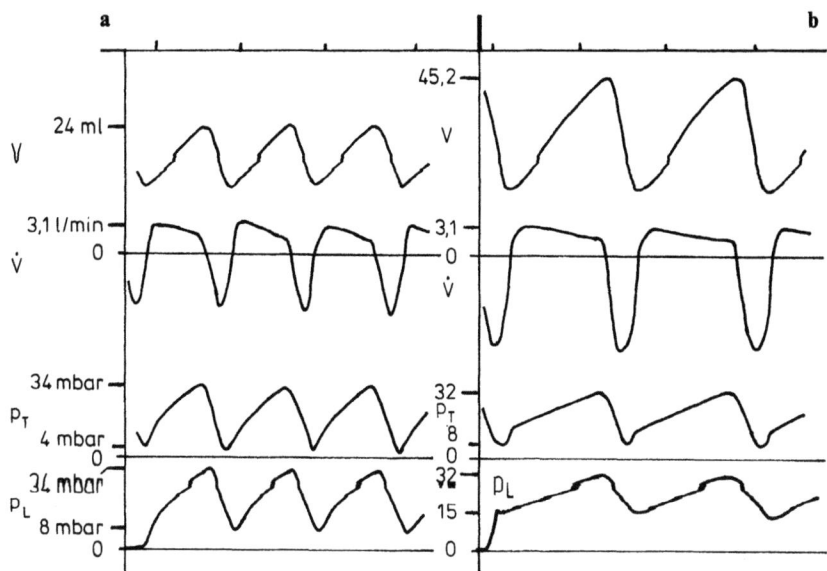

Abb. 31a, b. Druckkonstante Ventilation mit dem Respirator A4 bei verkürzter Ausatemzeit.
a Gegenüber der Respiratoreinstellung in Abb. 30 wurde die Ausatemzeit weiter verkürzt. Das führt zu einem weiteren Anstieg des intrapulmonalen PEEP. Beim schweren RDS kann eine solche Beatmung vorübergehend Vorteile bringen. ($C = 0{,}92$ ml/mbar, $R_{\dot V} = 108$ mbar·s/l, $R_V = 73$ mbar·s/l)
b Druckkonstante Beatmung mit kurzer Ausatemzeit und größerer Lungencompliance führt zu einem erheblichen intrapulmonalen PEEP. ($C = 2{,}7$ ml/mbar, $R_{\dot V} = 92$ mbar·s/l, $R_V = 58$ mbar·s/l)

tilation werden die Ergebnisse der volumenkonstanten Ventilation mit endinspiratorischer Pause nicht erreicht. Die systembedingte starke Abhängigkeit des Zuvolumens von der Volumendehnbarkeit der Lunge kann gefährlich werden.

2.1.2.5 Einfluß von Lecks im Beatmungssystem auf die Ventilation

Volumenkonstante Beatmung

Im Gegensatz zur Beatmung größerer Kinder und Erwachsener ist bei der Säuglingsbeatmung das „pneumatische System" Patient – Maschine meist undicht, da die Endotrachealtuben keine Blockermanschette haben. Die Abb. 33 und 34 zeigen Diagramme, die den Einfluß eines Lecks auf das

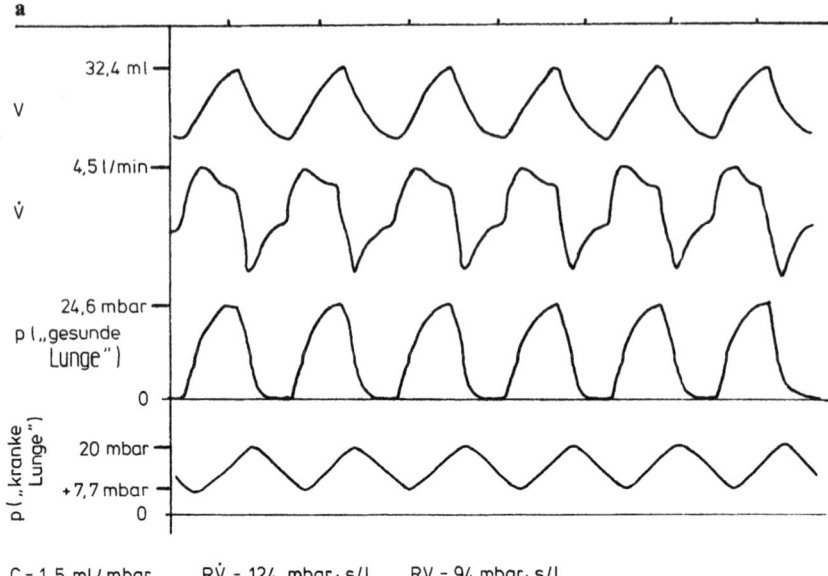

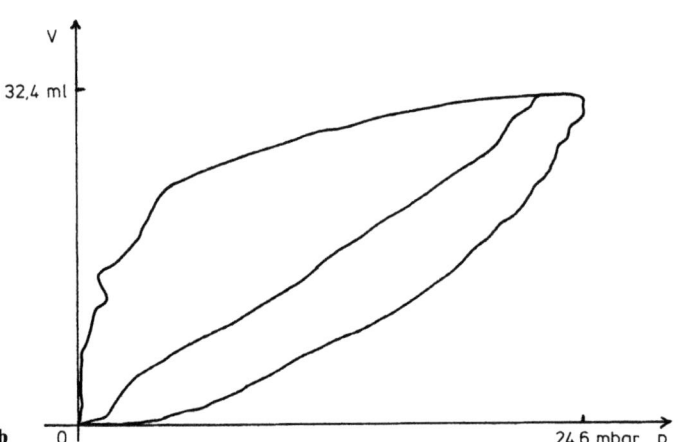

Abb. 32a, b. Druckkonstante Beatmung mit dem A4-Respirator am Modell zur Verteilungsstörung bei relativ kurzer Ausatemzeit. Die Ventilation der beiden Kompartimente ist recht ungleich, im „kranken" Abschnitt besteht ein deutlicher PEEP.
a Y-Zeitdiagramm dieses Versuchs.
b Das aus der vorhergehenden Registrierung gewonnene Druck-Volumen-Diagramm

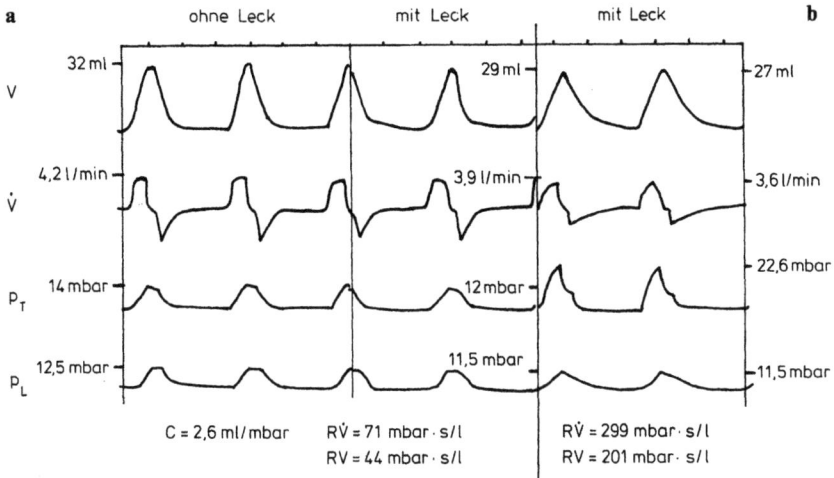

Abb. 33a, b. Einfluß eines Lecks auf das Zugvolumen bei „volumenkonstanter" Beatmung. Bei steigender Resistance fällt das Zugvolumen

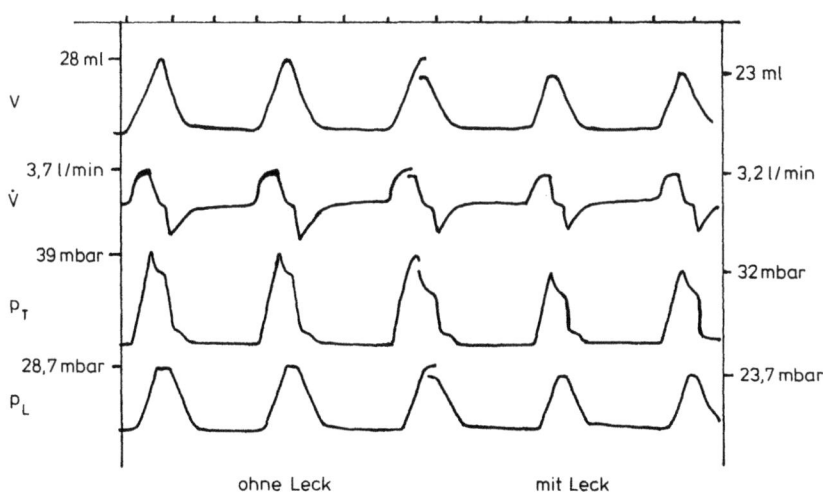

Abb. 34. Je höher der Beatmungsdruck, desto größer ist der Einfluß des Lecks. ($C = 1$ ml/mbar, $R_{\dot{V}} = 313$ mbar·s/l, $R_V = 219$ mbar·s/l)

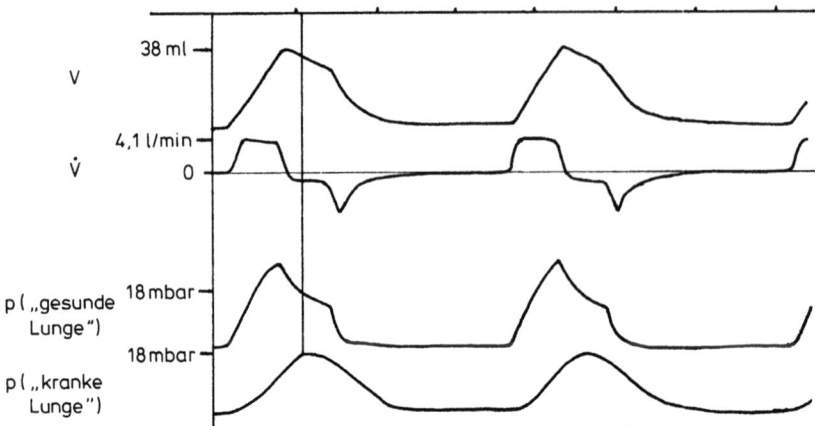

Abb. 35. „Volumenkonstante" Beatmung mit Leck (A4) am Modell zur Verteilungsstörung. Die lungenmechanischen Werte deuten auf eine ungleiche Ventilation hin. Am Kurvenzug ist das nicht ohne weiteres zu erkennen. Es ist aber zu bedenken, daß ein Teil des Zugvolumens bereits an dem Punkt, an dem in beiden Abschnitten der Druck gleich ist, durch das Leck ausgeatmet wurde. (C = 1,6 ml/mbar, $R_{\dot{V}}$ = 177 mbar·s/l, R_V = 111 mbar·s/l)

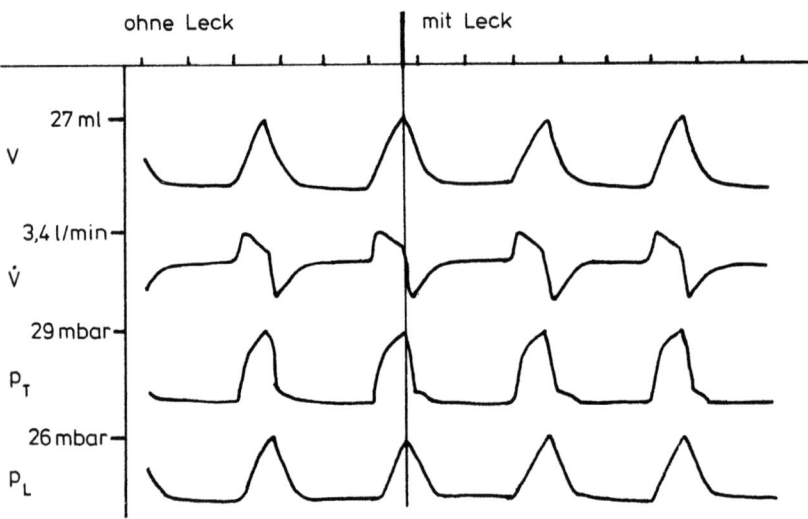

Abb. 36. Druckkonstante Beatmung mit Leck (A4). Auch bei Vorliegen eines Lecks ändert sich bei dieser Beatmungsform das Zugvolumen nicht. (C = 1 ml/mbar, $R_{\dot{V}}$ = 252 mbar·s/l, R_V = 191 mbar·s/l)

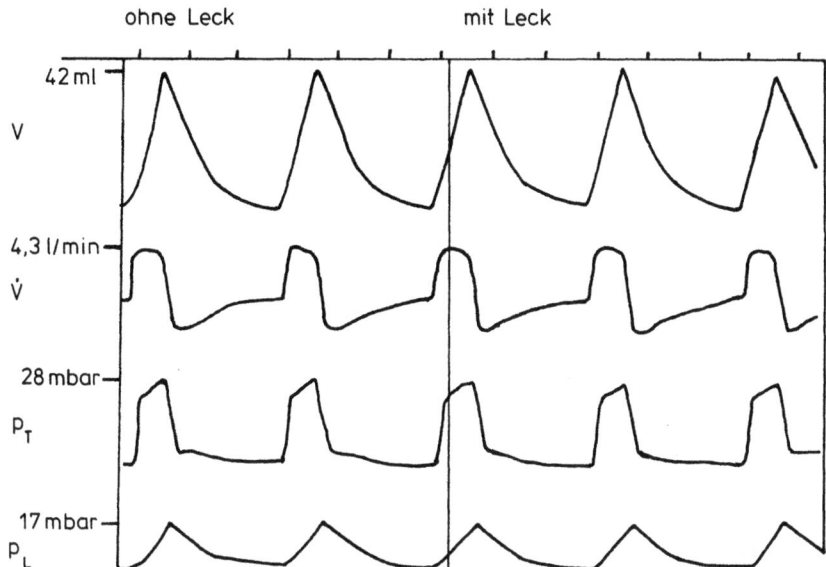

Abb. 37. Versuche zur druckkonstanten Beatmung mit Leck (A4-Respirator). Der Einfluß des Lecks auf das Zugvolumen ist auch bei größerer Compliance nicht nachweisbar. ($C = 2{,}5$ ml/mbar, $R_{\dot V} = 307$ mbar·s/l, $R_V = 218$ mbar·s/l)

Zugvolumen zeigen. Ein Leck verursacht immer einen Abfall des Tidalvolumes. Je größer der Tubusdruck ist, desto stärker wird der Einfluß der Undichtigkeit.
Am Modell zur Verteilungsstörung bewirkt ein Leck eine Ventilationsstörung. Die niedrigen Werte für Compliance und Resistance deuten auf diese Tatsache hin. Am Kurvenzug ist das nicht ohne weiteres zu erkennen. Es ist aber zu berücksichtigen, daß an dem Punkt, an welchem in beiden Lungenabschnitten Druckgleichheit herrscht, ein Teil des Zugvolumens bereits durch das Leck „ausgeatmet" wurde. Die „gesunde" Lunge wird also stärker ventiliert als die „kranke" (Abb. 35).

Druckkonstante Beatmung

Wie die Abb. 36 und 37 zeigen, haben kleinere Lecks bei dieser Beatmungsform keinen Einfluß auf das Zugvolumen. Die Abb. 38 widerlegt diese Aussage nicht. Die dort dargestellte Situation hat für die Praxis keine Bedeutung.

Tabelle 11. Nettotriggerempfindlichkeiten und -antwortzeiten

Respirator	Art des Triggers	Minimalste Einatembemühung	Antwortzeit	Triggervolumen
Servo	drucksensibel	0,7 mbar	0,066 s	0,88 ml
A 4	flowsensibel	1,9 ml/s (0,114 l/min)	0,085 s	0,177 ml

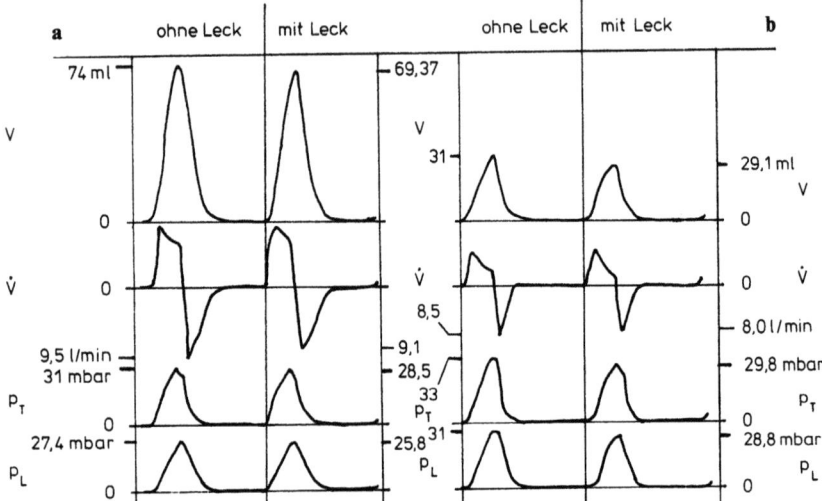

Abb. 38 a, b. Unter bestimmten Voraussetzungen (inspiratorische Pause) hat auch bei „druckkonstanter" Ventilation ein Leck einen Einfluß auf das Zugvolumen. Zykluszeit 3 s, Einatemzeit 0,7 s (+inspiratorische Pause)
a Compliance = 2,7 ml/mbar, Resistance = 89 mbar · s/l
b Compliance = 1 ml/mbar, Resistance = 113 mbar · s/l

Fazit: Die Vorteile der volumenkonstanten Beatmung können nur genutzt werden, wenn das System Patient-Maschine keine nennenswerten Undichtigkeiten hat. Liegen diese vor, so ist eine druckkonstante Beatmung vorteilhafter.

2.1.2.6 Die assistierte Beatmung

Es werden die Geräte Servo 900 B und der A4 vermessen. Wie bereits erwähnt, besitzt der Servo ein druckempfindliches Triggersystem, der A4 dagegen ein flowsensibles. Die Tabelle 11 zeigt die gefundenen Nettotriggerempfindlichkeiten und -antwortzeiten.
Die Messungen unter klinikähnlichen Bedingungen werden mit Compli-

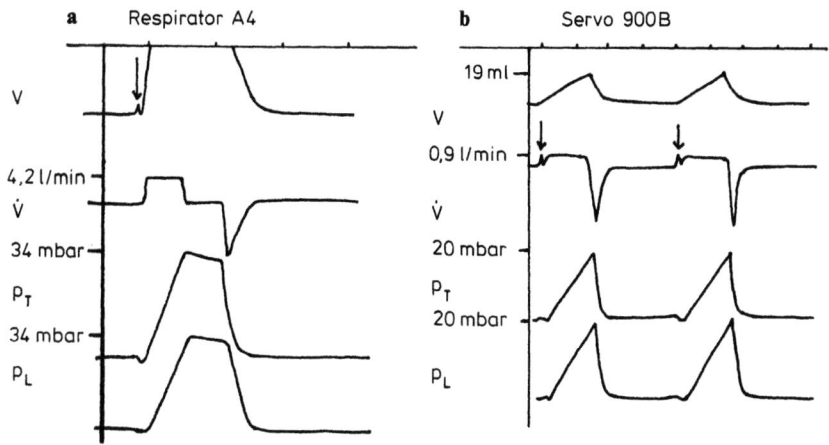

Abb. 39 a, b. Messung der Triggerantwortzeiten. Einstellung des Lungenmodells: C = ca. 1 ml/mb, R = ca. 70 mbar·s/l. (Beginn der spontanen Einatembemühungen ist durch Pfeile markiert. Die Atemfrequenz ist niedrig.)

a Respirator A4: Vom Patienten zu erbringender Flow 3,8 ml/s (0,231 l/min), vom Patienten zu erbringendes Volumen 0,46 ml. Triggerantwortzeit: 0,121 s.

b Servo 900 B: Der erforderliche Unterdruck ist ca. 1 mbar und das erforderliche Volumen beträgt ca. 1,3 ml. Triggerantwortzeit: 0,120 s

ances von ca. 1 ml/mbar und 3 ml/mbar durchgeführt, als Resistance dienen die Stenosen R 70 und R 300.

Bei niedriger Compliance und Resistance (kleine pulmonale Zeitkonstante) sowie niedriger Frequenz ist die Triggerantwortzeit bei beiden Maschinen nur wenig länger als die Nettotriggerantwortzeit (Abb. 39). Wird die Atemfrequenz des „Patienten" gesteigert (hier 40 Zyklen/min), so verlängert sich die Antwortzeit beim A4 deutlich (Abb. 40), während beim Servo nicht alle Einatembemühungen beantwortet werden (Abb. 41).

In der nächsten Meßreihe beträgt die Compliance 2,75 ml/mbar, die vorgeschaltete Stenose (R 70) wird nicht verändert. Bei sehr geringer Frequenz ist die Triggerantwortzeit noch relativ kurz (Abb. 42). Bei Steigerung der Frequenz wird entweder die Antwortzeit deutlich länger (Abb. 43 a), oder die simulierte Einatembemühung („patient's effort") muß vergrößert werden (Abb. 43 b).

Die Compliance beträgt beim nächsten Versuch 3 ml/mbar, die Resistance wird auf etwa 300 mbar·s/l (R 300) eingestellt. Bei beiden Geräten gelingt assistierte Beatmung nur mit 11 Zyklen/min bzw. 15 Zyklen/min. Trotz der kleinen Frequenz muß Patient's effort größer sein als bei der Messung der Nettotriggerempfindlichkeit (Abb. 44 und 45).

Es wird mit einer Frequenz von 40/min assistiert beatmet (Abb. 46 a, b).

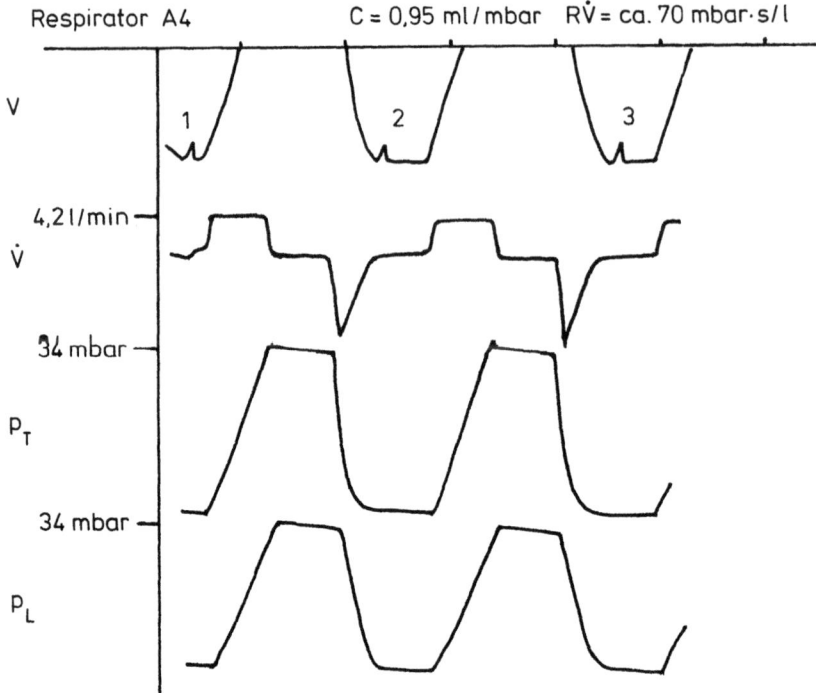

Abb. 40. Verhalten des Triggers bei höherer Spontanatemfrequenz (Respirator A4). Einstellung des Lungenmodells: $C = 0.95$ ml/mbar, $R = $ ca. 70 mbar·s/l. Es wird zwar beim A4 im Gegensatz zum Servo jede Einatembemühung beantwortet, doch ergeben sich unterschiedlich lange Antwortzeiten

Triggerantwortzeiten: bei $1 = 120$ ms
bei $2 = 450$ ms
bei $3 = 360$ ms

Das vom Patienten erbrachte Volumen beträgt:
bei $1 = 0.46$ ml
bei $2 = 1.7$ ml
bei $3 = 1.4$ ml

Der vom Patienten erbrachte Flow ist überall 3,8 ml/s

Die Simulation der Patientenatmung erfolgt in diesem Fall mit der auf S. 10 (Abb. 3) beschriebenen Eichpumpe. Bei diesen Versuchen beträgt die Compliance 2 ml/mbar und die Resistance ca. 300 mbar·s/l.

Erst wenn der Patient ca. 8 ml eingeatmet hat und in der Lunge ein Unterdruck von ca. 5 mbar herrscht, reagiert die Triggereinrichtung. Da vom Beginn der Einatembemühung bis zum Einsetzen der maschinellen Inspiration 0,24 s vergehen, besteht eine deutliche zeitliche Verschiebung zwi-

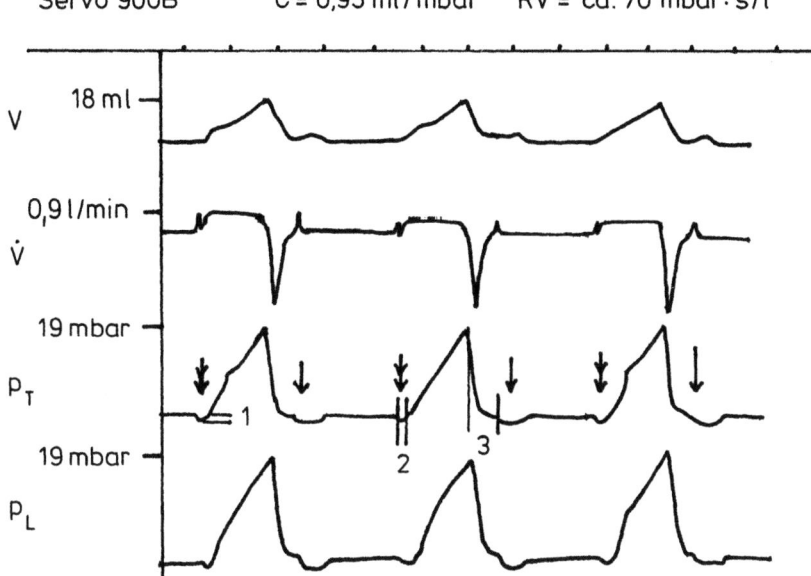

Abb. 41. Verhalten des Triggers bei höherer Spontanatemfrequenz (Servo 900 B). Die Triggerantwortzeit hat sich nicht geändert, dafür wird aber nur jede zweite Einatembemühung (Pfeile) des Patienten beantwortet. (Einstellung des Modells: C = 0,95 ml/mbar, R ca. 70 mbar·s/l
1 Unterdruck bei spontaner Einatmung (1,3 mbar)
2 Triggerantwortzeit (120 ms)
3 Zeit vom Beginn Ausatmung bis zur nächsten (frustranen) Einatembemühung (0,6 s)

schen spontaner und maschineller Atmung (Maschinen- und Patientenatmung sind um einen bestimmten Winkel phasenverschoben). Durch diese Phasenverschiebung arbeiten Patient und Maschine zeitweise gegeneinander (Abb. 46b). Die Fläche des Diagramms in Abb. 46b ist ein Maß für die vom Patienten erbrachte Arbeit. Zum Vergleich dazu s. Diagramm Abb. 46c. Hier sind Maschineneinstellung und Spontanatmung möglichst optimal aneinander angepaßt. Die Fläche dieser Schleife ist ein Maß für die von der Maschine an den Patienten abgegebene Arbeit. Solch günstige Verhältnisse sind allerdings bei der gegebenen Einstellung des Lungenphantoms nur bei einer relativ niedrigen Atemfrequenz (15 Zyklen/min) möglich.

Bemerkung: Um zu unterscheiden, ob Arbeit vom Patienten erbracht oder an ihn abgegeben wird, muß die Drehrichtung der Druckvolumenschleife bekannt sein. Sie ist in Abb. 46b und c durch Pfeile markiert. Bei der hier

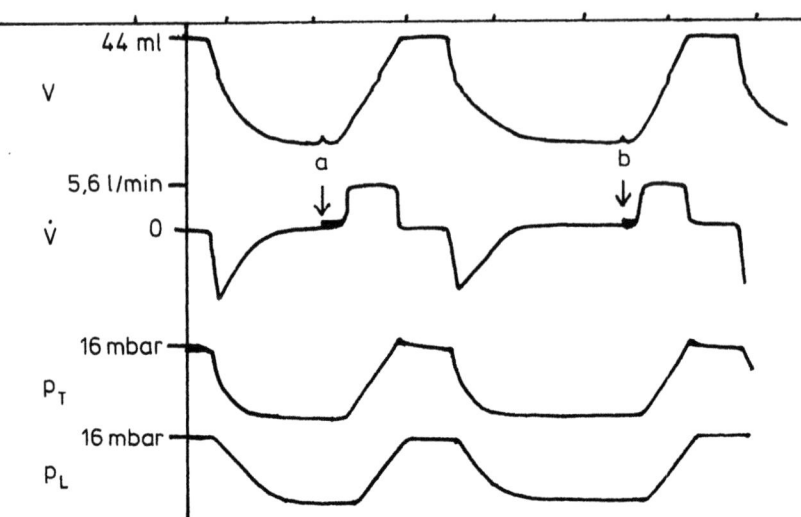

Abb. 42 a, b. Assistierte Beatmung mit dem A4-Respirator. Der Beginn der spontanen Einatmung ist mit Pfeilen markiert.
Spontanatemfrequenz: 18/min
Vom Patienten erbrachter Flow: 2,7 ml/s (0,16 l/min)
Triggerantwortzeit: bei a = 0,21 s, bei b = 0,15 s

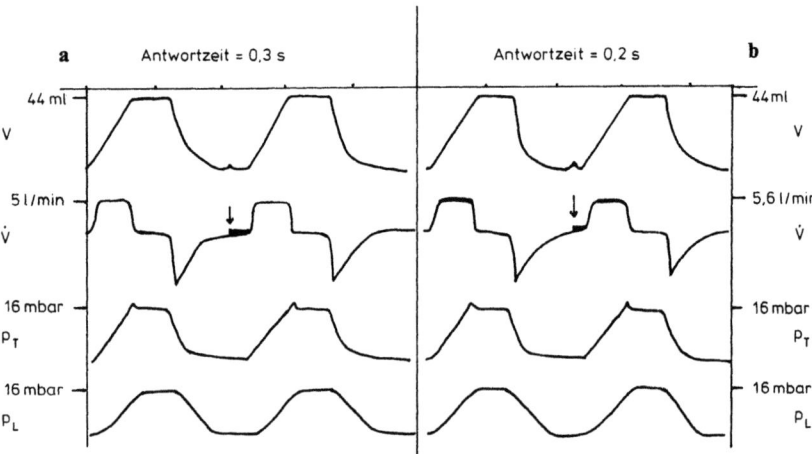

Abb. 43 a, b. Assistierte Beatmung mit dem A4-Respirator. Der Beginn der spontanen Einatmung ist mit Pfeilen markiert. Spontanatemfrequenz 25 Zyklen/Minute.
$C = 2,8$ ml/mbar, $R_{\dot{V}} =$ ca. 70 mbar·s/l
a Flow spontan = 2,7 ml/s (0,16 l/min). **b** Flow spontan = 5,8 ml/s (0,35 l/min)

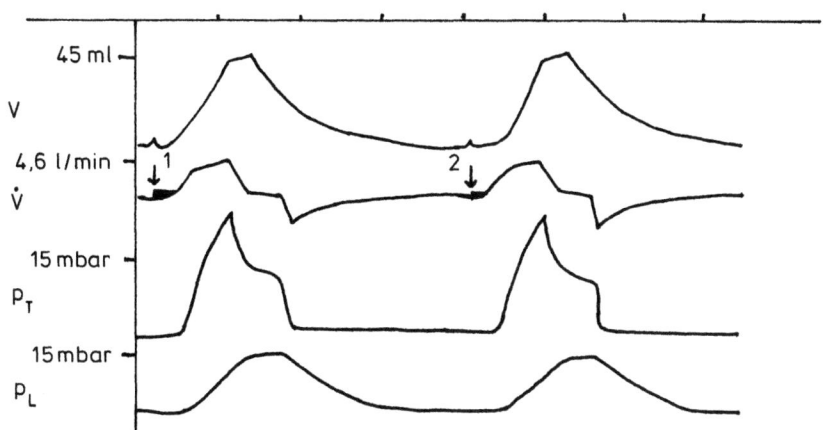

Abb. 44. Spontanatemfrequenz: 15 Zyklen/min, C = 3 ml/mbar, $R_{\dot{V}}$ = ca. 300 mbar·s/l.

Vom Patienten erbrachtes Volumen
  bei 1 = 0,92 ml,
  bei 2 = 0,67 ml;
Flow spontan = 2,8 ml/s (0,17 l/min)

Triggerantwortzeit
  bei 1 = 0,33 s
  bei 2 = 0,24 s.

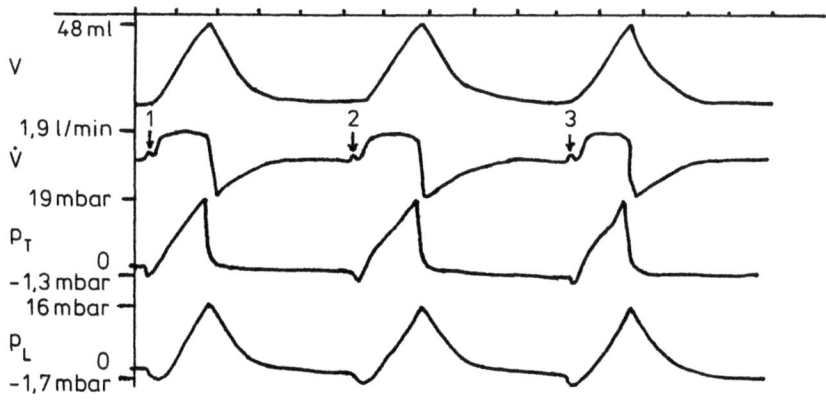

Abb. 45. Assistierte Beatmung mit dem Servo 900 B (C = 3 ml/mbar, $R_{\dot{V}}$ = ca. 300 mbar·s/l).

Am Tubus herrschender Unterdruck	bei 1–3: 1,3 mbar
In der Lunge herrschender Unterdruck	bei 1–3: 1,7 mbar
Triggerantwortzeit	bei 1–3: 0,24 s
Am Tubus gemessenes Inspirationsvolumen	bei 1–3: 1,6 ml
In der Lunge gemessenes Inspirationsvolumen	bei 1–3: 6,7 ml

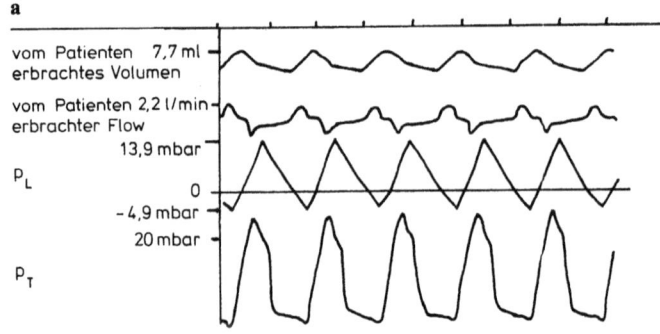

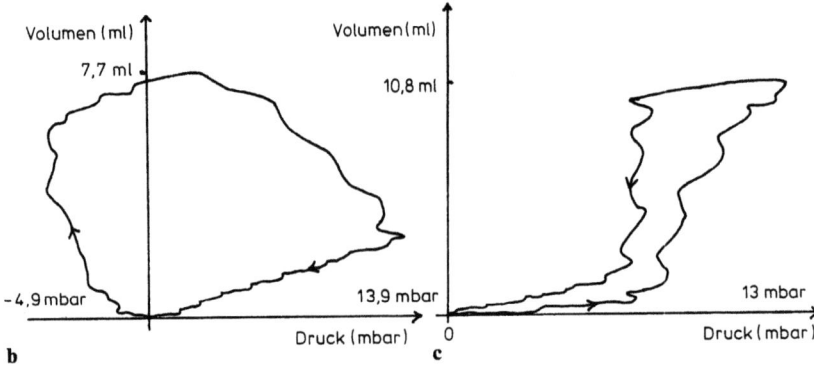

Abb. 46a–c. Assistierte Beatmung mit dem A4-Respirator bei großer Zeitkonstante der Lunge ($C = 2$ ml/mbar, $R_V = $ ca. 300 mbar · s/l).

a, b Versuch mit hoher Spontanatemfrequenz. Frequenz = 40 Zyklen/min, Triggerantwortzeit = 0,24 s.

Im Gegensatz zu den vorigen Messungen erfolgt die Volumenmessung „in der Patientenlunge". Es wird so nur das vom Patienten erbrachte Volumen erfaßt. Zwischen den spontanen und den maschinellen Atemzügen besteht eine deutliche Phasenverschiebung. Die Messung wird in **a** als Y-Zeit-Diagramm und in **b** als Druck-Volumen-Schleife dargestellt. Die Fläche der Schleife ist ein Maß für die vom Patienten erbrachte Arbeit. Sie beträgt 93 ml · mbar/Atemzug.

c Wiederholung des Versuchs von **a** und **b**. Die Einstellung der Maschine wurde möglichst optimal der Spontanatmung angepaßt. Jetzt wird Arbeit an den „Patienten" abgegeben (28 mbar · ml/Atemzug). Diese Anpassung gelingt aber bei der vorgegebenen Einstellung des Lungenmodells (große Zeitkonstante) nur bei der relativ kleinen Frequenz von 15 Zyklen/min

verwendeten Art der Registrierung bedeutet Drehung im Uhrzeigersinn: der Patient leistet mechanische Arbeit.
Drehung entgegen dem Uhrzeiger bedeutet: es wird mechanische Arbeit an den Patienten abgegeben.
Die Ergebnisse sind mit Vorbehalt auf die Klinik anzuwenden. Zweifelsfrei ist, daß ein Zustand wie in Abb. 46b zu vermeiden und ein solcher wie in Abb. 46c dargestellt anzustreben ist. Es darf aber nicht daraus gefolgert werden, daß die Atemmuskulatur wie in Abb. 46c gezeigt wird, keine Arbeit leisten muß. Da Muskelarbeit nicht reversibel ist, kann die zum Aktivieren des Triggers erforderliche Arbeit nicht im weiteren Verlauf des Zyklus zurückgewonnen werden.

Fazit: Unter klinischen Bedingungen sind die Triggermechanismen schlechter als unter den Meßbedingungen der Nettotriggerantwortzeit und -empfindlichkeit (diese entsprechen ungefähr den Angaben der Hersteller). Die Qualität der Triggereinrichtung hängt im klinischen Betrieb stark von der pulmonalen Zeitkonstante ab. Bei richtiger Indikationsstellung und sorgfältiger Anpassung der Maschineneinstellung an den Patienten läßt sich assistierte Beatmung gut durchführen. Die Messungen vermitteln den Eindruck, daß ein flowsensibles System unter klinischen Bedingungen günstiger arbeitet als eine drucksensibles.

2.1.2.7 *Intermittierende assistierte (IDV) und intermittierende kontrollierte (IMV) Beatmung*

Vorbemerkung: In dieser Arbeit wird unter IMV die nicht synchronisierte intermittierende kontrollierte Beatmung verstanden. Messungen zur sIMV, also der synchronisierten Form der IMV, erfolgen nicht.
IDV (intermittierende assistierte Beatmung) ist ein Ventilationsmuster, bei dem Maschinen- und Patientenzyklen in einem definierten, an der Maschine vorwählbaren Verhältnis zueinander stehen. Die maschinellen Atemzyklen erfolgen im assistierten Modus.
Beispiel: IDV 1:8 bedeutet, daß nach 8 spontanen Zyklen 1 maschineller, assistierter Atemzug erfolgt.
Bei den ersten Versuchen beträgt die Compliance des Modells 2 ml/mb und die Resistance ca. 70 mbar·s/l (R 70). Der Beatmungsmodus ist IMV. Der Patient hat eine Atemfrequenz von 45/min und ein Zugvolumen von 7,5 ml. An der Maschine ist eine Frequenz von 11,5/min eingestellt, das maschinelle Zugvolumen ist 39 ml. Es ergibt sich ein Minutenvolumen von 700 ml. Das gesamte Minutenvolumen ist kleiner als die Addition von spontanem und maschinellem AMV (Atemminutenvolumen) erwarten lassen. Begründung: bei Überlagerung eines maschinellen mit einem

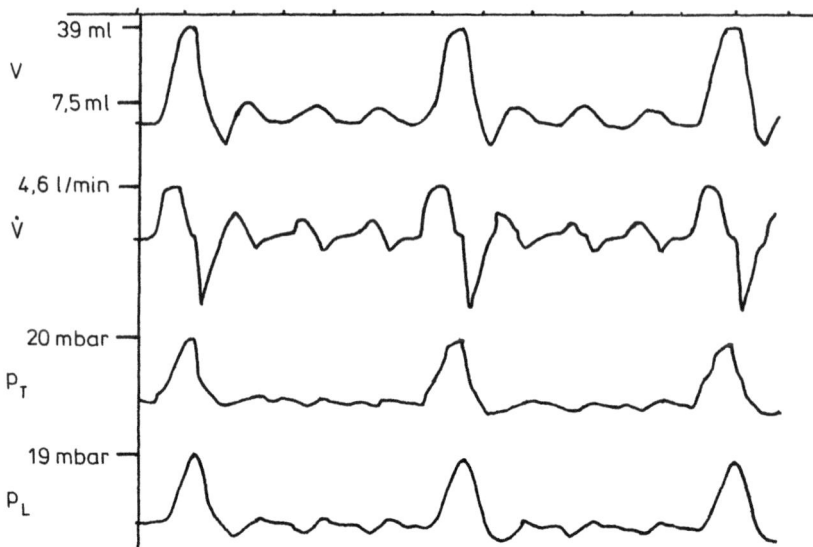

Abb. 47. Versuch zur IMV mit dem A4-Respirator ($C = 2$ ml/mbar, $R_V =$ ca. 70 mbar · s/l).
Spontanfrequenz = 45 Zyklen/min (entspricht 338 ml/min),
Maschinenfrequenz = 11,5 Zyklen/min (entspricht 445 ml/min)
Gesamtes vom Patienten ventiliertes Volumen 700 ml/min. Das Gesamtminutenvolumen ist kleiner als die Summe von Patienten- und Maschinen-Atemminutenvolumen

spontanen Atemzug ist das die Lunge erreichende Volumen kleiner als die Summe der beiden Tidal volumes, da die Maschine volumenkonstant arbeitet (Abb. 47). Erhöht der Patient seine Atemfrequenz auf 60/min, so steigt das gesamte Minutenvolumen auf 760 ml (Abb. 48 a). Die Fläche des Druck-Volumen-Diagramms, das bei den spontanen Zyklen erhalten wird (Abb. 48 b), ist ein Maß für die vom Patienten erbrachte Arbeit zur Überwindung der Schlauchwiderstände des Beatmungsgeräts. Nach Verrechnung ergibt sich für das Schlauchsystem eine Resistance von 58 mbar · s/l (unter anderen Bedingungen können die Schlauchwiderstände über 70 mbar · s/l ansteigen).
Die Abb. 49 zeigt Diagramme, die bei IDV erhalten werden. Die Spontanatemfrequenz ist 45/min, das spontane Zugvolumen hat einen Wert von 11 ml, und der Respirator beatmet nach jedem 2. spontanen Atemzug mit 33 ml (IDV 1:2). Das gesamte Atemminutenvolumen ist 825 ml.
Aufgrund der Art wie IDV am A4 implementiert ist, braucht der Patient keine zusätzliche Arbeit zur Überwindung der Schlauchwiderstände aufzubringen (Abb. 49 b). Das gilt aber nur, wenn die Maschine gut an den Patienten adaptiert ist.

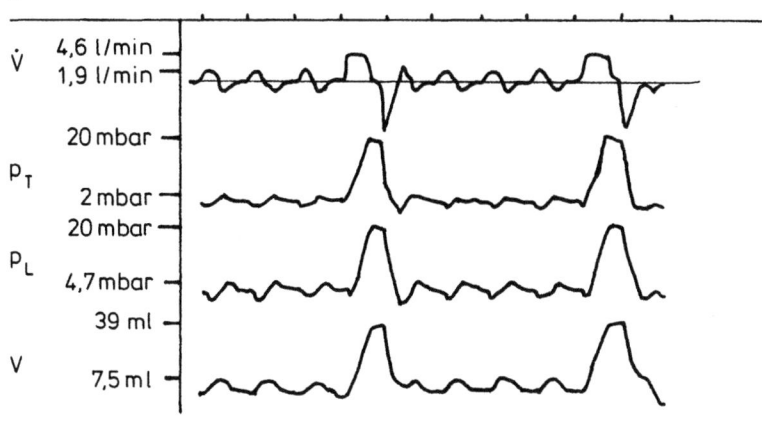

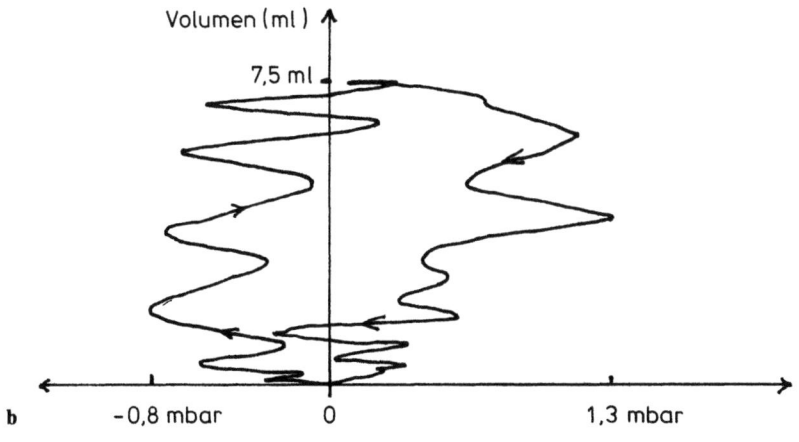

Abb. 48a, b. Versuch zur IMV mit dem A4-Respirator.
a Der Patient hat seine Atemfrequenz von 45 Zyklen/min auf 60 Zyklen/min erhöht. Die Summe von Maschinen- und Patienten-AMV steigt dabei lediglich von 700 ml/min auf 760 ml/min. (Einstellung von Respirator und Lungenmodell wie in Abb. 47)
b Druck-Volumen-Diagramm eines spontanen Atemzuges (am Tubus registriert) während der IMV-Versuche. Zur Überwindung der Schlauchwiderstände muß der Patient zusätzliche Arbeit leisten (hier 12 ml · mbar/Atemzug). Es errechnet sich ein zusätzlicher Atemwiderstand von 58 mbar · s/l

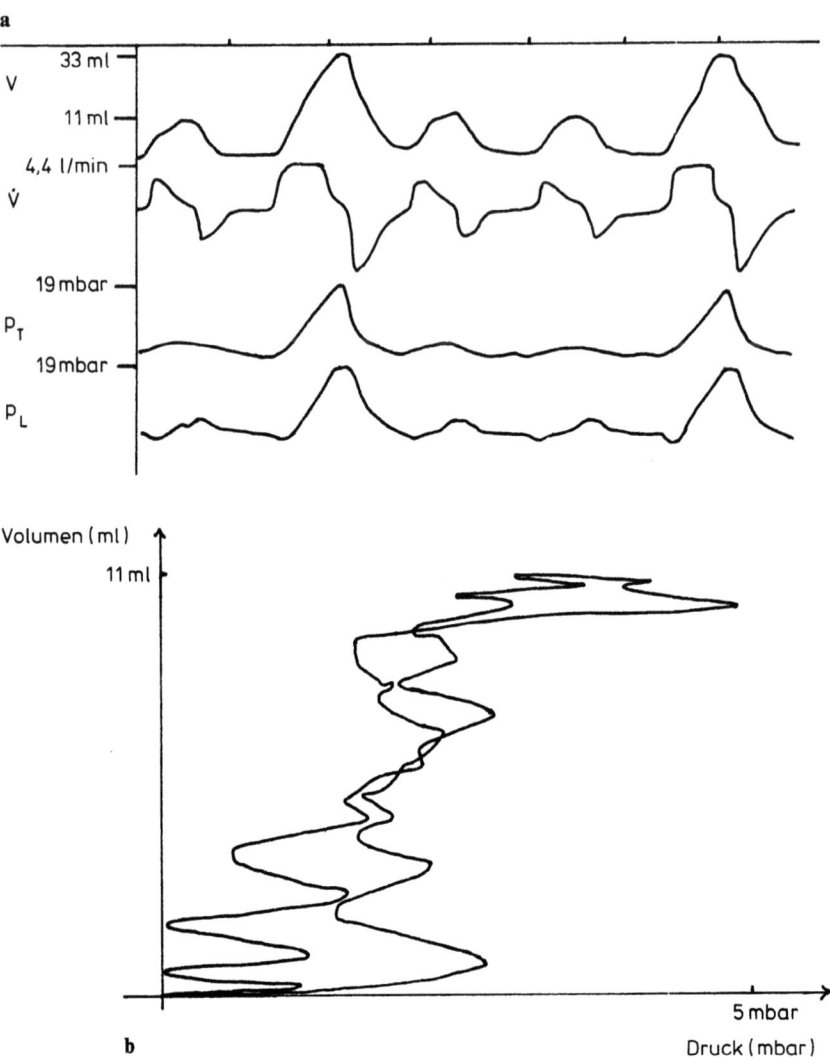

Abb. 49a, b. Versuch zur IDV mit dem A4-Respirator ($C = 2$ ml/mbar, $R =$ ca. 70 mbar·s/l). AMV (Maschine) = 495 ml/min, AMV (Patient) = 495 ml/min, AMV (gesamt) = 825 ml/min.
a Während der Einatmung entstehen in der Lunge praktisch keine Unterdrücke, daher ist das Patientenvolumen trotz gleicher Einstellung des Simulators größer als bei IMV.
b Das Druck-Volumen-Diagramm ist während eines spontanen Atemzuges registriert. Es besitzt praktisch keine Fläche. Der Patient leistet somit keine zusätzliche Arbeit, um die Strömungswiderstände des Beatmungssystems zu überwinden

Tabelle 12. Respirator A 4 im IMV-Betrieb

Einstellung des Modells	Frequenz Maschine Zyklen/min	Frequenz Patient Zyklen/min	V Maschine ml	V Patient ml	AMV ml/min	%	
C2 R 70	11,5	45	39	7,5	700	100	(Abb. 47)
C2 R 70	11,5	60	39	7,5	760	108,6	(Abb. 48 a, b)
C3 R 70	7,0	24	47	16,0	657	100	
C3 R 70	7,0	35	47	16,0	806	122,7	
C3 R 300	7,0	24	47	9,0	491	100	
C3 R 300	7,0	35	46	9,0	638	130	

Tabelle 13. Respirator A 4, IDV-Betrieb 1:2

Einstellung des Modells	Frequenz Maschine Zyklen/min	Frequenz Patient Zyklen/min	V Maschine ml	V Patient ml	AMV ml/min	%	
C2 R 70	15	45	33	11	825	100	(Abb. 49 a, b)
C2 R 70	20	60	33	11	1100	133,3	(Abb. 50)
C3 R 70	8	24	46,4	20,2	695	100	
C3 R 70	11,7	35	46,4	20	1008	145	
C3 R 300	8	24	43	13	552	100	
C3 R 300	11,7	35	43	13	805	145,8	

Vergleicht man IMV mit IDV, so ist zu erkennen, daß bei IDV der Patient durch Änderung der eigenen Atemfrequenz das Atemminutenvolumen stärker variieren kann als bei IMV. Außerdem braucht der Kranke praktisch keine zusätzliche Atemarbeit zur Überwindung der Schlauchwiderstände zu leisten.

Die Patientenatmung erfolgt in dem Beispiel der Abb. 50 mit 60 Zyklen/min. Das Minutenvolumen ist jetzt 1100 ml.
Vergleicht man die Messungen bei IMV mit denen bei IDV, so erkennt man, daß der Patient bei IDV das Minutenvolumen durch Variation seiner Spontanatemfrequenz stärker variieren kann als bei IMV (vgl. hierzu auch Tabelle 12 mit Tabelle 13).
Die beiden Tabellen zeigen zusätzliche Meßwerte, die bei anderen lungenmechanischen Parametern gefunden werden. Bemerkenswert ist, daß auch bei großer pulmonaler Zeitkonstante (C 3, R 300) noch IMV und IDV möglich sind (die letzten beiden Spalten der Tabellen). Es fällt dabei aber folgendes auf:

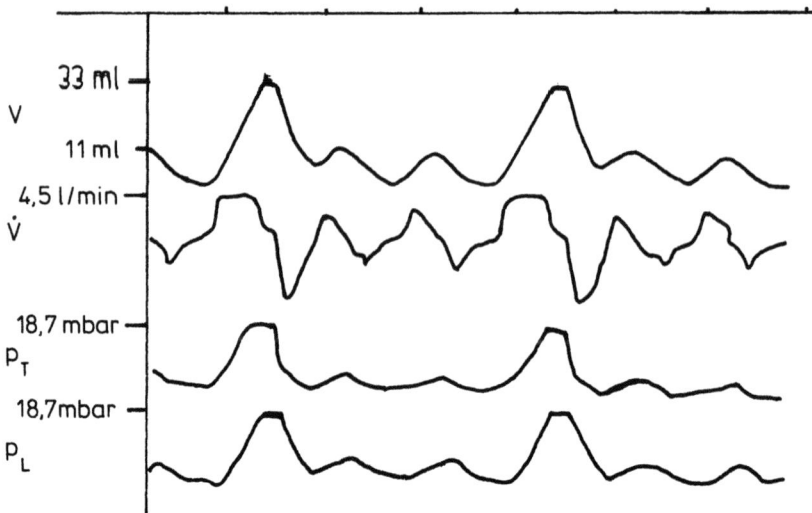

Abb. 50. Versuch zur IDV mit dem A4-Respirator. Die Patientenfrequenz ist von 45 auf 60 Zyklen/min gesteigert. Das gesamte AMV steigt von 825 ml auf 1100 ml. Die mechanischen Einstellungen am Lungenmodell, am Respirator und an dem Spontanatemsimulator sind die gleichen wie in Abb. 49

1. Das spontane Zugvolumen ist von 16 ml bzw. 20 ml auf 9 ml bzw. 13 ml abgefallen, obwohl am Spontanatmungssimulator (Abb. 3) der Hub gegenüber der Einstellung „C 3, R 70" der gleiche ist, d.h. ein Teil der Atemarbeit ist jetzt frustran.
2. Bei Verwendung der großen Resistance lassen sich nur relativ kleine Minutenvolumen realisieren.

Fazit: Sowohl bei IMV als auch bei IDV kann der Patient durch Variation der Spontanatmung das gesamte Atemminutenvolumen variieren; bei IDV gelingt ihm das aber in stärkerem Maß als bei IMV. Ist IDV richtig an den Patienten adaptiert, so braucht dieser bei den spontanen Atemzügen keine zusätzliche Arbeit zur Überwindung der Schlauchwiderstände zu leisten. Bei IMV dagegen (so wie es an den meisten Babyrespiratoren realisiert ist) machen sich die Schlauchwiderstände deutlich bei den spontanen Atemzyklen bemerkbar.

2.1.3 Messungen am Patienten

2.1.3.1 Vorstellung der Patienten

Die hier untersuchten Kinder gehören zum neonatalen Patientenkollektiv. Sie werden zunächst in 3 Gruppen eingeteilt.

Gruppe 1 umfaßt Kinder mit frischem Atemnotsyndrom oder Schocklunge.
Gruppe 2 umfaßt Kinder, die etwa 1–14 Tage beatmet werden. Bei ihnen ändern sich die Lungenwerte noch relativ rasch.
Gruppe 3 umfaßt Kinder, die in der Regel länger als 2 Wochen beatmet werden. Die Lungenwerte ändern sich meist nur noch langsam. Die untersuchten Kinder haben ausnahmslos Zeichen einer bronchopulmonalen Dysplasie (BPD).

Diese Gruppeneinteilung sollte nicht mit der weiter hinten (S. 101 ff.) verwendeten Einteilung der Kinder in Kategorien verwechselt werden. Die Zuordnung zu den Kategorien erfolgt nicht nach dem Alter, sondern nach den lungenmechanischen Werten (also nach der Art der Lungenveränderung).

2.1.3.2 Patienten der Gruppe 1

Sabine A.
2. Zwilling, Geburtsgewicht 1300 g, Apgar-Wert 5, Intubation und Beatmung direkt nach Geburt erforderlich. Ductusligatur am 8. Lebenstag, Exitus letalis nach Vena-galeni-magna-Blutung.

Ergebnisse: Die lungenphysiologische Untersuchung erfolgt einen Tag nach der Geburt. Gemessen wird bei PEEP-Werten von 4 mbar und 1 mbar, die Beatmungsfrequenzen betragen 45,5 und 26,4 Zyklen/min. Das Atemzugvolumen liegt zwischen 14 ml und 16 ml. Die vorgegebenen Einstellungen und die erhaltenen Werte sind in Tabelle 14 protokolliert.
Bei einem PEEP von 4 mbar und einer Frequenz von 45/min nimmt die Compliance mit steigendem Zugvolumen ab. Das ist an der Form der Druck-Volumen-Schleife sowie am Verlauf der gemittelten Alveolardrücke (Äquiresistancelinie) zu erkennen (Abb. 51a). Die Compliance beträgt zu Beginn der Einatmung ca. 1,1 ml/mbar und fällt am Ende der Inspiration auf 0,55 ml/mbar.
Wird der PEEP auf 1 mbar reduziert, so steigt die Compliance. Der Abfall der Volumendehnbarkeit bei steigendem Zugvolumen ist in diesem Fall nicht mehr so stark ausgeprägt. Bemerkenswert ist, daß die Resistance mit Senkung des PEEP etwas gefallen ist.

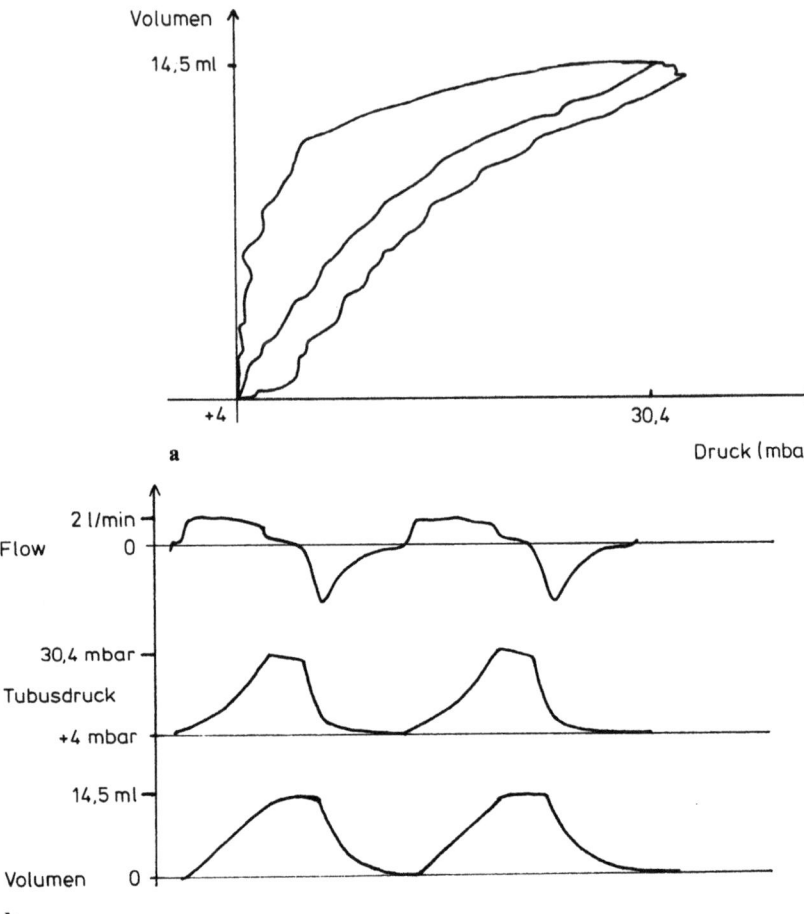

Abb. 51a, b. Diagramme von Einstellung 1 bei Untersuchung von Sabine A. (1981).
pH 7,33, pCO_2 53 Torr, pO_2 40 Torr (FiO_2 0,75)
a Druck-Volumen-Diagramm,
b Y-Zeit-Diagramm

Betrachtet man die Flowkurven in Abb. 51 b, so fällt auf, daß unmittelbar vor Beginn der nächsten Einatmung nur noch ein kleiner Ausatemflow vorhanden ist. Der intrapulmonale PEEP muß also etwas höher sein als der am Tubus gemessene Wert. Es ist daher nicht verwunderlich, daß die Compliance bei Verlängerung der Ausatemzeit (Frequenz 26,4/min) etwas steigt, da die Lunge nunmehr etwas weniger gebläht wird. Die Senkung der Frequenz bewirkt auch einen geringen Anstieg der Resistance.

Beurteilung: Das Alter des Kindes, die geringe Lungencompliance und die nur mäßige Erhöhung der Atemwiderstände läßt vermuten, daß bei dieser Lunge der Mangel an Antiatelektasefaktor (AAF) die wichtigste Ursache der Erkrankung ist. Die Abnahme der Compliance bei zunehmender Blähung der Lunge wird wohl durch ein Auseinanderrücken der AAF-Partikel mit zunehmender Alveolaroberfläche verursacht.

Das Verhalten der Resistance kann folgendermaßen interpretiert werden: Wird die Blähung der Lunge sehr groß, so kann die starke Dehnung (Überdehnung) des Lungengewebes die Gewebswiderstände ansteigen lassen. Ist die Entlüftung der Lunge am Ende der Ausatmung sehr ausgeprägt, so steigt der Widerstand ebenfalls. In diesem Fall kollabieren endexspiratorisch etliche Alveolen, deren Wiedereröffnung bei der nächsten Inspiration zusätzliche Arbeit erfordert. Diese Arbeit bewirkt meßtechnisch einen Widerstandsanstieg.

Tabelle 14. Sabine A (zu Abb. 51 a, b) Gewicht zum Zeitpunkt der Messung 1380 g; Respirator A 4

Einstellung	t Inspiration s	t inspiratorische Pause s	t Exspiration s	f /min	p inspiratorisch mbar	p exspiratorisch mbar	Zugvolumen ml	Minutenvolumen ml	C ml/mbar	R_V mbar · s/l	R_V mbar · s/l
(1)	0,54	0,21	0,57	45,5	30,4	4	14,5	659	0,55	206	127
(2)	0,54	0,23	0,57	44,8	22,5	1	14,6	654	0,68	191	118
(3)	0,55	0,22	1,5	26,4	19,9	1	14,9	395	0,79	236	132

Tolerable Werte: C_{min} 0,97 ml/mbar $R_{\dot{V}max}$ 180 mbar · s/l
   R_{Vmax} 130 mbar · s/l

Sebastian B.
1. Zwilling (Geschwister des vorgenannten Kindes), 30. SSW, Geburtsgewicht 1200 g, Apgar-Wert 4. Intubation und Beatmung seit Geburt erforderlich. Ductusligatur in der ersten Lebenswoche, Entwicklung einer schweren bronchopulmonalen Dysplasie, wiederholte Messungen (in Gruppe 2 und 3) möglich.

Ergebnisse: Respiratoreinstellungen, gemessene und errechnete Werte sind in Tabelle 15 aufgeführt. Die Werte für Compliance und Resistance ähneln denen des Geschwisterkindes. Da Sebastian aber über 100 g leichter ist als Sabine, können seine Lungenwerte günstiger beurteilt werden.

Beurteilung: Auch hier ist offenbar der Mangel an AAF der Hauptgrund der pulmonalen Erkrankung. Auffällig ist, daß trotz des geringeren Geburtsgewichtes und des schlechteren Apgar-Wertes die lungenmechanischen Werte etwas günstiger sind.

Tabelle 15. Sebastian B. (ohne Abb.) Gewicht zum Zeitpunkt der Messung 1200 g; Respirator A 4

Einstellung		1	2	3	
Inspirationszeit	s	0,56	0,57	0,61	*tolerable*
Inspiratorische Pause	s	0,17	0,17	0,16	*Werte:*
Exspirationszeit	s	0,78	0,74	0,73	C_{min}
Frequenz	min^{-1}	39,7	40,5	40,0	0,84 ml/mbar
p_{insp}	mbar	17,7	26,9	23,3	
p_{exsp}	mbar	0	3,5	2,5	$R_{\dot{V}\,max}$
Zugvolumen	ml	14,0	12,4	13,5	208 mbar·s/l
Minutenvolumen	ml	556	502	540	
Compliance	ml/mbar	0,79	0,53	0,65	
$R_{\dot{V}}$	mbar·s/l	191	162	178	$R_{V\,max}$
R_V	mbar·s/l	94	99	88	150 mbar·s/l
		Beginn der Messung		Als günstigste Einstellung belassen	
pH 7,32			pCO_2 55 Torr pO_2 40 Torr ($FiO_2 = 0,6$)		

Alexander C.

Geburt in 36. SSW durch Sectio wegen Plazentainsuffizienz und auffälligem CTG (Kardiotogramm). Apgar 6, Entwicklung eines schweren Membransyndroms (röntgenologisch Stadium III), Beginn der Beatmung ca. 12 h nach Geburt. Beatmungsdrücke im Anfang bis zu 40 mbar, erforderliche FiO_2 während der 1. Woche über 0,6. Keine schwe-

Tabelle 16. Lungenmechanische Meßwerte bei Alexander C. (zu Abb. 52)

Gewicht zum Zeitpunkt der Messung 2200 g. Respirator Bird Mark 8.
Tolerable Werte: C_{min} 1,5 ml/mbar, $R_{\dot{V}\,max}$ 113 mbar·s/l; $R_{V\,max}$ 82 mbar·s/l

Einstellung		(1)	(2)	(3)
Inspirationszeit	s	0,91	0,85	0,81
inspiratorische Pause	s	0	0	0
Exspirationszeit	s	0,77	0,92	0,83
Frequenz	Zyklen/min	35,3	33,5	36,1
p_{insp}	mbar	34,2	29,7	36,1
p_{exsp}	mbar	2	3	5
Zugvolumen	ml	24,8	20,8	17,2
Minutenvolumen	ml	875	697	621
Compliance	ml/mbar	0,77	0,78	0,55
$R_{\dot{V}}$	mbar·s/l	125	125	128
R_V	mbar·s/l	70	74	82

Blutgaswerte bei Einstellung:
(2) pH 7,61, pCO_2 26 Torr, pO_2 63 Torr,
(3) pH 7,47, pCO_2 32 Torr, pO_2 65 Torr

ren Komplikationen (Pneumothorax, ausgeprägte BPD), Extubation 3 Wochen nach Geburt. Vorliegende Untersuchung am 5. Lebenstag, Körpergewicht zu diesem Zeitpunkt 2200 g.

Ergebnisse (Tabelle 16 und Abb. 52): Bei allen Einstellungen hat die Resistance tolerable Werte, während die Compliance sehr gering ist. Die Compliance nimmt mit steigender Lungenblähung stark ab. Die Größe des PEEP hat daher deutlichen Einfluß auf die Volumendehnbarkeit. Ein PEEP von 3 mb liefert die günstigsten Ergebnisse. Dafür sprechen auch die beiden Blutgasanalysen.

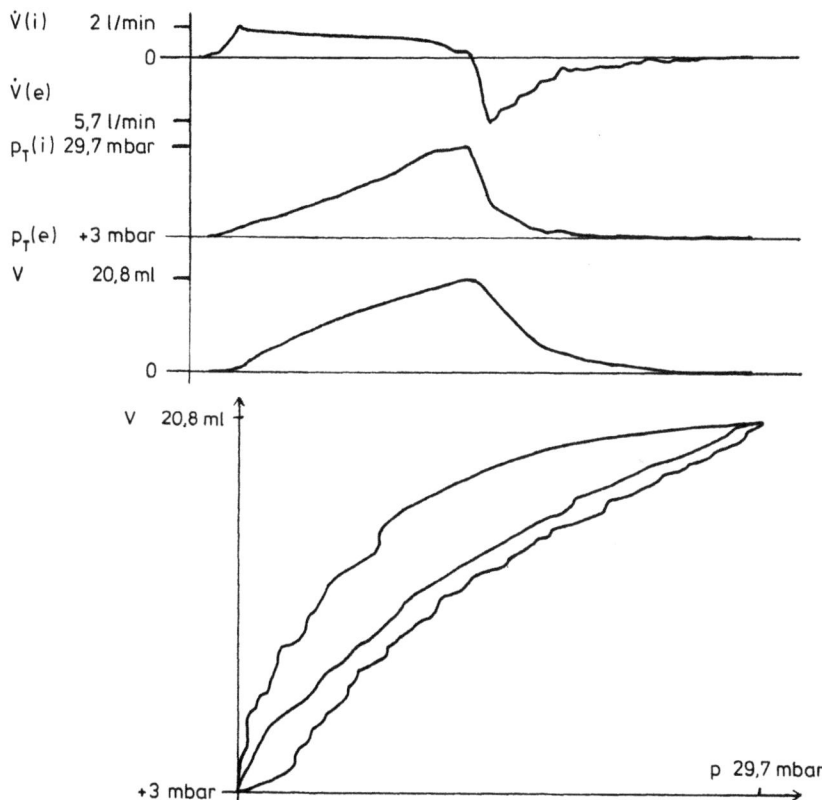

Abb. 52. Diagramme der Respiratoreinstellung (2) bei Alexander C. (1980)

Beurteilung: Obwohl Alexander bei der Messung schon 5 Tage alt ist, verhält sich die Lunge wie beim frischen Atemnotsyndrom. Die relativ kleinen Atemwiderstände lassen vermuten, daß weder das Bronchialsystem noch das Lungengewebe schwerere Schäden haben. Vielleicht ist das ein Grund dafür, daß kein Pneumothorax und keine bronchopulmonale Dysplasie aufgetreten sind.

Da ein Zugvolumen von 9-10 ml/kg KG ausreichend ist, ist anzunehmen, daß der Totraum noch in einer erträglichen Größenordnung liegt. Somit ist eine massive Überdehnung des Lungengewebes nicht wahrscheinlich.

Obwohl das Röntgenbild als Membransyndrom Stad. III befundet wurde, lassen die Meßwerte vermuten, daß die hyalinen Membranen tatsächlich nicht so stark ausgeprägt sind. Auch ein ausgedehntes interstitielles Lungenödem besteht wohl nicht.

Stefan D.

Geburt mit einem Gestationsalter von 33 Wochen, Geburtsgewicht 1740 g, Apgar 6. Intubation und Beatmung wegen schweren Atemnotsyndroms kurz nach Geburt notwendig. Im weiteren Verlauf Vena-cava-superior-Thrombose, extrarenales Nierenversagen, Entwicklung einer schweren BPD. Erfolgreiche Extubation nach 12 Wochen. Messung am Geburtstag.

Ergebnisse (Tabelle 17 und Abb. 53): Die Compliance ist sehr niedrig. Sie sollte wenigstens 1,2 ml/mb bei einem Kind dieser Gewichtsklasse betragen. Die Resistance $R_{\dot V}$ (Mittelung über den Flow) ist zu hoch, während R_V (Mittelung über das Volumen) noch erträglich ist. Reduktion des endexspiratorischen Druckes (auf Null) läßt die Compliance steigen und die

Tabelle 17. Lungenmechanische Meßwerte bei Stefan D. (zu Abb. 53)

Gewicht zum Zeitpunkt der Messung 1740 g. Respirator A4.
Tolerable Werte: C_{min} 1,2 ml/mbar, $R_{\dot V max}$ 144 mbar·s/l, $R_{V max}$ 103 mbar·s/l

Einstellung		(1)	(2)	(3)
Inspirationszeit	s	0,48	0,49	0,51
inspiratorische Pause	s	0,28	0,26	0,25
Exspirationszeit	s	1,50	1,47	1,45
Frequenz	Zyklen/min	26,5	27	27,1
p_{insp}	mbar	15,2	20,5	25,6
p_{exsp}	mbar	0	4	5
Zugvolumen	ml	13,8	12,4	10,7
Minutenvolumen	ml	366	335	290
Compliance	ml/mbar	0,91	0,75	0,52
$R_{\dot V}$	mbar·s/l	204	191	231
R_V	mbar·s/l	111	118	133

Blutgaswerte: pH 7,34, pCO_2 43 Torr, pO_2 57 Torr

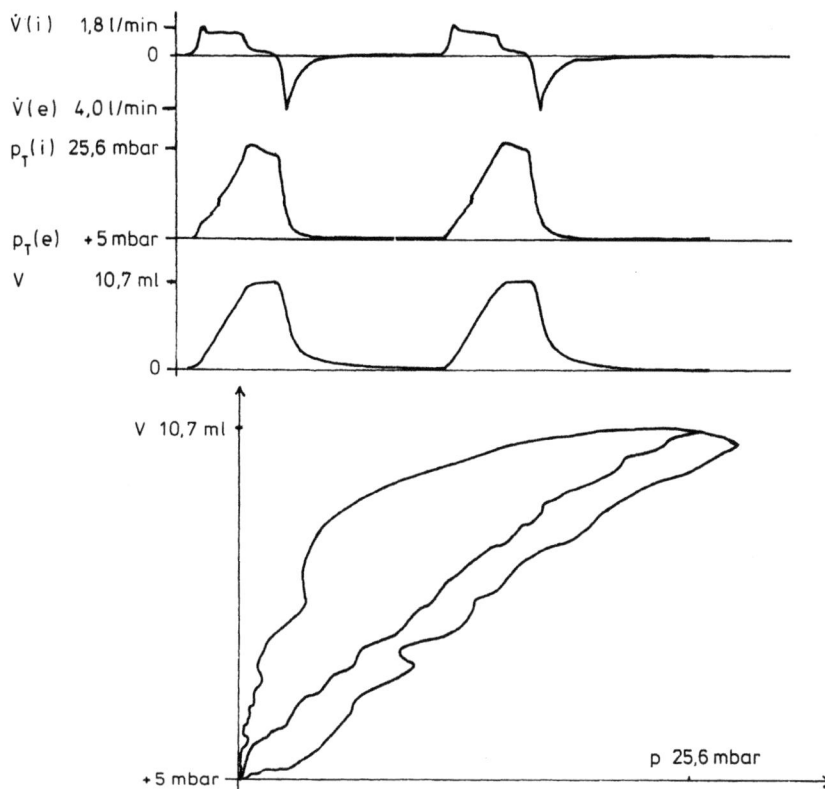

Abb. 53. Diagramme der Respiratoreinstellung (3) bei Stefan D. (1981)

Resistance fallen. Beatmung mit ZEEP (zero endexspiratory pressure) verursacht einen starken Abfall des transkutanen pO_2 ($tcpO_2$). Es kann daher nicht abgewartet werden, bis die lungenmechanischen Werte sicher stabil bleiben. Der PEEP muß schon nach 5 min wieder auf 4 mbar eingestellt werden.

Ergebnisse: Die kleine Compliance und ihr Abfall mit zunehmender Lungenblähung sprechen für einen Mangel oder eine Inaktivierung des AAF.

Der große Unterschied zwischen R_V und R_V entsteht wohl dadurch, daß große Widerstände am Ende der jeweiligen Atemphase auftreten. Man beobachtet dies sowohl bei Lungen mit interstitiellem Ödem (Schocklunge) als auch bei schweren Verteilungsstörungen.

Bei diesem Kind sprechen Alter und Anamnese für die Diagnose Schocklunge.

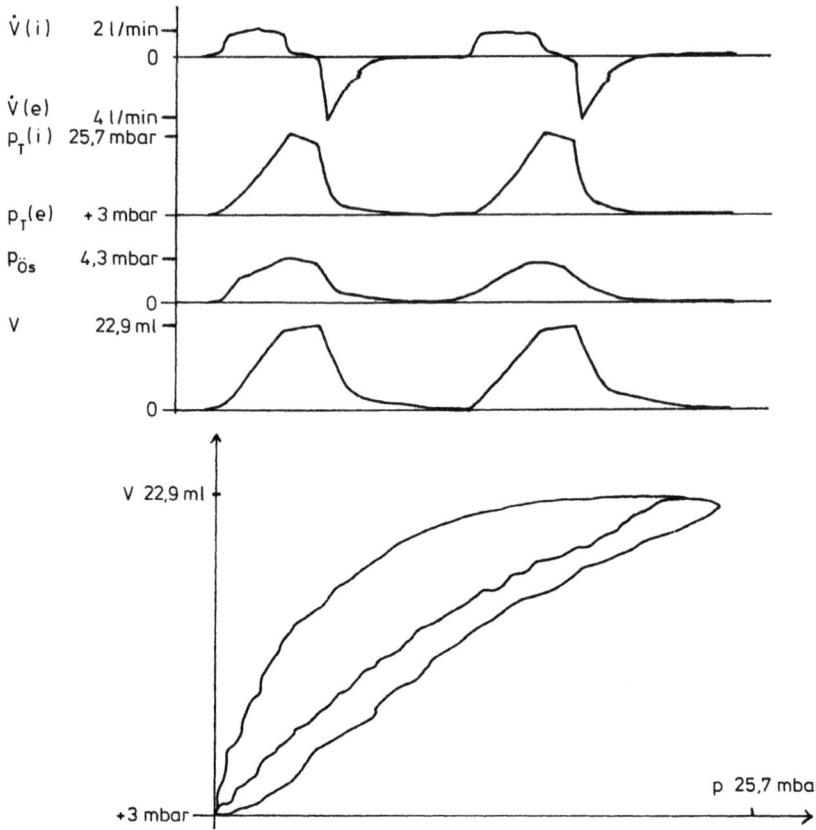

Abb. 54. Diagramme der Respiratoreinstellung (2) bei Isabella E. (1980)

Isabella E.
Geburt in der 36. SSW, Geburtsgewicht 2570 g, Apgar 4. Am 3. Lebenstag Intubation wegen Dyspnoe und apnoischen Zuständen, interkurrente Sepsis. Messung am 4. Lebenstag.

Ergebnisse (Tabelle 18 und Abb. 54): Bei allen Einstellungen des Respirators ist die Compliance erniedrigt, während die Resistance fast noch im Bereich tolerabler Werte liegt. Die Compliance fällt mit steigender Lungenblähung stark. Das zeigt nicht nur die Kurve der gemittelten Alveolardrücke (Äquiresistancekurve), sondern auch das Verhalten der Compliance bei Erhöhung des PEEP von 3 auf 4 mbar.

Die Messungen bei ZEEP (PEEP=0) sind nicht einwandfrei zu verwerten, da das Kind mit Spontanatmung beginnt und statt kontrolliert assistiert beatmet wird.

Beurteilung: Die Lunge verhält sich mechanisch wie beim frischen Atemnotsyndrom. Es liegt eine Störung des Antiatelektasefaktors vor. Da die Atemwiderstände nicht groß sind, kann angenommen werden, daß eine stärkere Schädigung des Lungengewebes und/oder des Bronchialsystems nicht vorliegt.

Tabelle 18. Lungenmechanische Meßwerte bei Isabella E (zu Abb. 54)

Gewicht zum Zeitpunkt der Messung 2570 g. Respirator A4.
Tolerable Werte: C_{min} 1,8 ml/mbar, $R_{\dot{V}max}$ 97 mbar·s/l, R_{Vmax} 70 mbar·s/l

Einstellung		(1)	(2)	(3)
Inspirationszeit	s	0,65	0,65	0,65
inspiratorische Pause	s	0,29	0,27	0,29
Exspirationszeit	s	0,42	1,33	0,73
Frequenz	Zyklen/min	44	26,7	26,5
p_{insp}	mbar	24,6	25,7	25
p_{exsp}	mbar	0	3	4
Zugvolumen	ml	24,4	22,9	21
Minutenvolumen	ml	1074	611	557
Compliance	ml/mbar	0,99	1,01	0,72
$R_{\dot{V}}$	mbar·s/l	83	112	127
R_V	mbar·s/l	54	72	75

Blutgaswerte: pH 7,37, pCO_2 51 Torr, pO_2 70 Torr

Interessant ist, daß Isabella fast 3 Tage spontan atmen konnte. Offenbar behindert eine Erniedrigung der Compliance die Atmung weniger als eine Erhöhung der Resistance.

Carina F.

Geburt mit 33 Wochen Gestationsalter, Sectio wegen schwerer Gestose der Mutter, Geburtsgewicht 1450 g, Apgar 1, sofortige Intubation und Beatmung, darunter relativ rasche Erholung. Schon am Aufnahmetag Reduktion des Inspirationsdrucks auf 20 mbar und FiO_2 auf 0,3 möglich. Messung am Tag nach der Geburt, erfolgreiche Extubation nach 3 Wochen.

Ergebnisse (Tabelle 19 und Abb. 55): Compliance und Resistance haben tolerable Werte. Die Compliance nimmt mit steigender Lungenblähung etwas ab (kenntlich an ihrem Abfall bei Erhöhung des PEEP). Wird der PEEP von 3,5 mbar auf 0 mbar reduziert, vergehen etwa 10 min bis die Compliance einen stabilen Wert hat. Die Resistance ändert sich dabei nur wenig.

Beurteilung: Die Lungenmechanik würde Spontanatmung zulassen, der reduzierte Allgemeinzustand des Kindes erlaubt das aber nicht.

Der mäßige Abfall der Compliance mit steigender Blähung deutet auf eine diskrete Beeinträchtigung des AAF hin. Dafür spricht auch, daß bei längerer ZEEP-Beatmung die Oxygenierung schlechter wird. Es werden dabei etliche Alveolen atelektatisch.

Es ist für diese Lungen typisch, daß eine ausreichende Oxygenierung nur erreicht wird, wenn der PEEP so hoch ist, daß bereits ein Abfall der Compliance eintritt.

Da die „tolerablen" Werte für Compliance und Resistance in der Tabelle nicht angegeben sind, seien sie hier genannt:

$$C = 1{,}0 \text{ ml/mbar}, R_{\dot{V}} = 172 \text{ mbar} \cdot \text{s/l}, R_V = 124 \text{ mbar} \cdot \text{s/l}$$

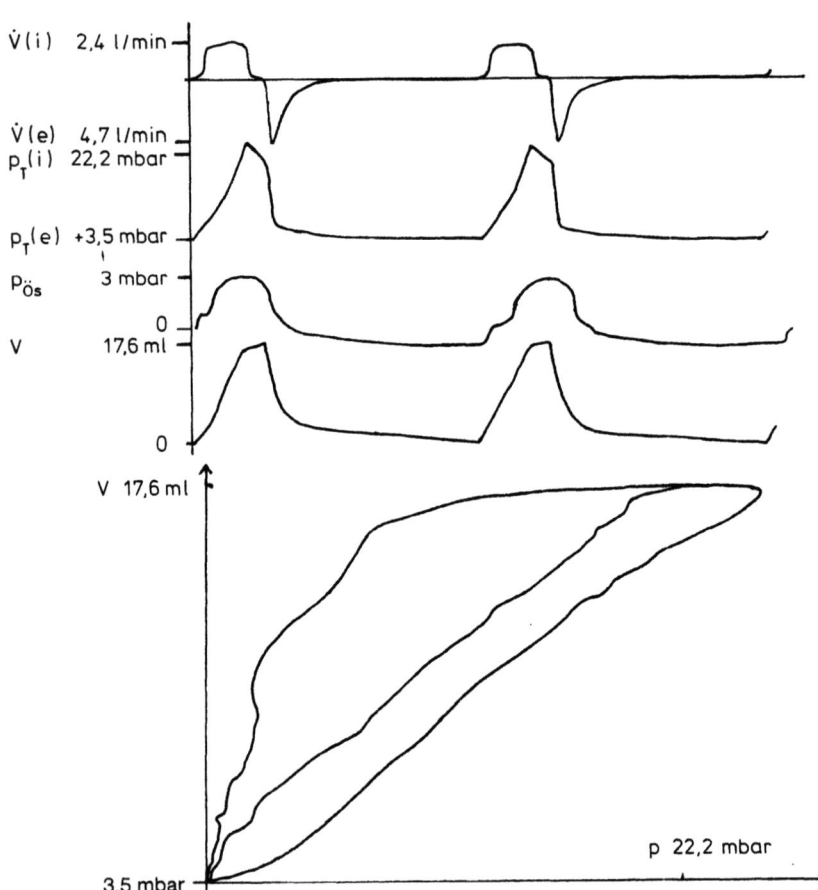

Abb. 55. Diagramme der Respiratoreinstellung (4) bei Carina F. (1981)

Tabelle 19. Lungenmechanische Meßwerte von Carina F (zu Abb. 55)

Gewicht zum Zeitpunkt der Messung 1450 g. Respirator A 4

Einstellung		(1)	(2)	(3)	(4)	(5)
Inspirationszeit	s	0,51	0,51	0,51	0,50	0,51
Inspiratorische Pause	s	0,17	0,18	0,17	0,16	0,17
Exspirationszeit	s	2,35	2,33	2,34	2,36	0,84
Frequenz	Zyklen/min	19,8	19,9	19,9	19,9	39,5
p_{insp}	mbar	13,2	14,9	20,5	22,2	22,4
p_{exsp}	mbar	0	0	3,5	3,5	3,5
Zugvolumen	ml	20,6	19,8	17,9	17,6	17,2
Minutenvolumen	ml	408	394	356	350	679
Compliance	ml/mbar	1,56	1,33	1,05	0,94	0,91
$R_{\dot{V}}$	mbar·s/l	147	147	174	151	172
R_V	mbar·s/l	84	96	101	92	87

Blutgaswerte (4): pH 7,35, pCO_2 36 Torr, pO_2 53 Torr,
(1) sofort nach Reduktion des PEEP von 3,5 mbar auf 0 mbar
(2) 10 min nach Reduktion des PEEP von 3,5 mbar auf 0 mbar
(3) sofort nach Anheben des PEEP von 0 mbar auf 3,5 mbar
(4) 10 min nach Anheben des PEEP von 0 mbar auf 3,5 mbar
(5) Erhöhung der Frequenz

Tabelle 20. Lungenmechanische Meßwerte von Faruk G (zu Abb. 56)

Gewicht zum Zeitpunkt der Messung 3600 g. Respirator UV 1.
Tolerable Werte: C_{min} 2,5 ml/mbar, $R_{\dot{V}max}$ 69 mbar·s/l, R_{Vmax} 50 mbar·s/l

Einstellung		(1)	(2)	(3)	(4)
Inspirationszeit	s	0,4	0,4	0,37	0,38
Inspiratorische Pause	s	0,21	0,36	0,24	0,35
Exspirationszeit	s	1,22	2,57	1,27	2,35
Frequenz	Zyklen/min	33	18	31,9	19,5
p_{insp}	mbar	30,2	30,8	25,1	26,2
p_{exsp}	mbar	5	5	0	0
Zugvolumen	ml	30,0	31	31,6	32,8
Minutenvolumen	ml	990	558	1008	640
Compliance	ml/mbar	1,19	1,20	1,26	1,25
$R_{\dot{V}}$	mbar·s/l	181	198	181	216
R_V	mbar·s/l	132	131	124	131

Blutgaswerte (1) pH 7,42, pCO_2 49 Torr, pO_2 40 Torr

Faruk G.

Geburt am Termin, Geburtsgewicht 3600 g, massivste Mekoniumaspiration, Apgar 4, sofortige Intubation, suffiziente Beatmung erst 2 h nach Erstversorgung, pH zu dieser Zeit 6,97!
In den ersten Tagen hohe FiO_2 (0,8-1) und große Beatmungsdrücke (30 mbar-35 mbar) erforderlich, in der Folgezeit Entwicklung einer schweren bronchopulmonalen Dysplasie, erfolgreiche Extubation nach 13 Wochen. Messung am ersten Tag nach der Geburt.

Ergebnisse (Tabelle 20 und Abb. 56): Bei allen Einstellungen ist die Compliance stark erniedrigt und die Resistance deutlich erhöht. Änderungen des PEEP oder der Beatmungsfrequenz haben nur geringen Einfluß auf die lungenmechanischen Werte. Auch die schlechte Oxygenierung ($pO_2 = 30!$ Torr bei einer FiO_2 von 1) ist nicht zu beeinflussen.

Beurteilung: Wie beschrieben hat das Kind eine Mekoniumaspiration. Bei diesem Krankheitsbild sind in starkem Maß die kleinsten Luftwege geschädigt. Einige sind komplett, einige dagegen teilweise verschlossen. Der komplette Verschluß bewirkt durch Nichtventilation ausgedehnter Lungenabschnitte die geringe Compliance, während die teilverlegten Luftwege hohe Strömungswiderstände aufweisen. Nimmt man an, daß die nichtventilierten Alveolen durchblutet werden, so läßt sich die schlechte Oxygenierung als Folge ausgedehnter intrapulmonaler Shunts erklären. Das Material, das die Luftwege verlegt, ist Mekonium und Zelldetritus [141, 142].

Zu den mechanischen Schädigungen kommen bei derart schweren Mekoniumaspirationen auch massive entzündliche Veränderungen, die auch die Alveolen und das Interstitium erfassen. Meßtechnisch lassen sich die Einzelschäden verständlicherweise nicht differenzieren.

Gegenüber den oben beschriebenen Krankheitsbildern nimmt dieses eine Sonderstellung ein.

Tabelle 21. Lungenmechanische Meßwerte von Sebastian B (zu Abb. 57)

Gewicht zum Zeitpunkt der Messung 1350 g. Respirator A 4.
Tolerable Werte: C_{min} 0,95 ml/mbar, $R_{V max}$ 185 mbar·s/l, $R_{V max}$ 133 mbar·s/l

Einstellung		(1)	(2)	(3)
Inspirationszeit	s	0,62	0,62	0,62
Inspiratorische Pause	s	0,16	0,18	0,16
Exspirationszeit	s	1,74	1,72	1,72
Frequenz	Zyklen/min	23,8	23,8	24
P_{insp}	mbar	29	22,6	24,5
P_{exsp}	mbar	2	0	1
Zugvolumen	ml	18,7	20,3	19,7
Minutenvolumen	ml	445	483	473
Compliance	ml/mbar	0,69	0,90	0,84
$R_{\dot{V}}$	mbar·s/l	210	200	190
R_V	mbar·s/l	104	97	95

(1) Beginn der Messung. (3) Als günstig angesehene Einstellung.
pH 7,60, pCO_2 35 Torr, pO_2 71 Torr, ($FiO_2 = 0,44$)
CO_2 Abgabe 7,37 ml/min, alveoläre Ventilation 160 ml/min, Totraum (funktionell) 13 ml, Energieumsatz 69 kcal/Tag, Energieumsatz/KG 51 kcal/Tag/kg

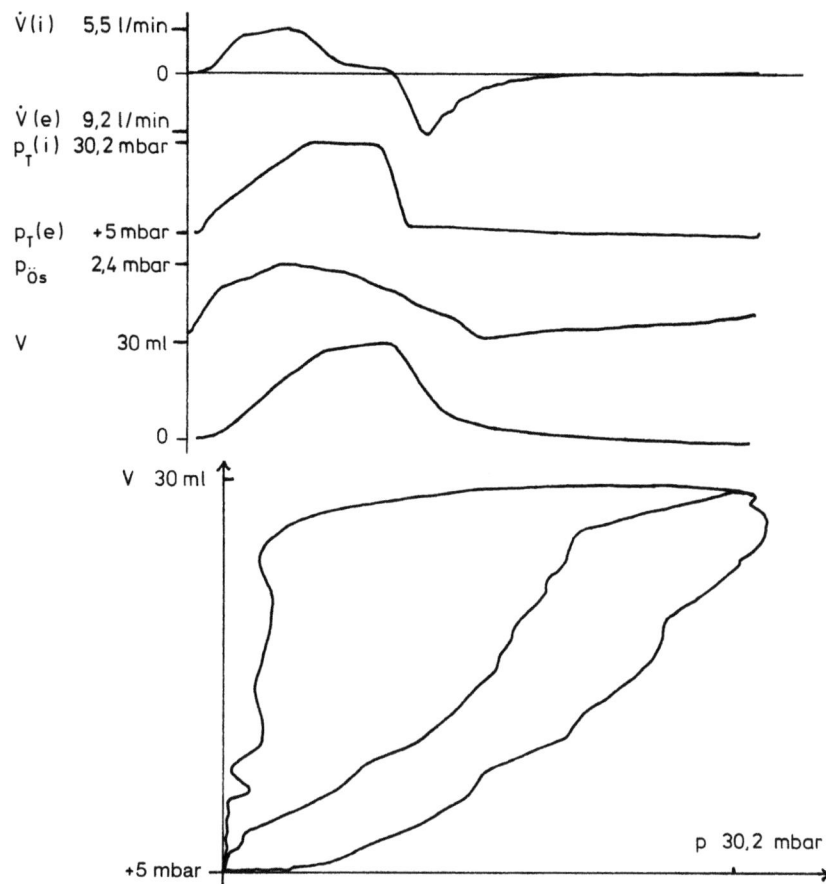

Abb. 56. Diagramme der Respiratoreinstellung (1) bei Faruk G. (1981)

2.1.3.3 Patienten der Gruppe 2

Sebastian B.

Das Kind wurde bei der Gruppe 1 (S. 61) bereits vorgestellt. Diese Messung erfolgt am 5. Lebenstag. Der Ductus Botalli ist noch nicht verschlossen und verursacht starke Symptome (besonders pulmonale Überperfusion). Wegen des schlechten Allgemeinzustandes werden die Beatmungsparameter während der Messung nur wenig verändert.

Ergebnisse (Tabelle 21 und Abb. 57): Die Compliance ist verglichen am tolerablen Wert etwas zu klein, während die Resistance Spontanatmung zulassen würde. Die Compliance nimmt bei steigender Lungenblähung ab.

Das zeigt sich besonders bei Messungen mit unterschiedlichem PEEP. Der Totraum beträgt mit 13 ml mehr als die Hälfte des Zugvolumens.

Beurteilung: Bei besserem Allgemeinzustand, würde vielleicht Spontanatmung toleriert. Allerdings müßte unter Spontanatmung der Totraum kleiner werden. Dieser große Totraum ist Ausdruck einer pulmonalen Überdehnung, möglicherweise eine Folge des recht großen Zugvolumens (über 10 ml/kg KG). Der Abfall der Compliance mit wachsender Lungenblähung könnte Folge eines gewissen Mangels an AAF sein. Aber auch die pulmonale Überdehnung kann ein ähnliches Verhalten der Volumendehnbarkeit bewirken.

Die Tatsache, daß das Kind einen geringen PEEP braucht, ist nicht als Mangel an AAF zu deuten. Auch lungengesunde Neugeborene und Säuglinge lassen sich mit einem PEEP von 1–3 mbar wesentlich besser beatmen als mit ZEEP.

Der weitere Verlauf zeigt, daß dieses Stadium ein Durchgangsstadium ist. Es entwickelt sich später eine schwere bronchopulmonale Dysplasie.

Sven H.

Geburt in 36.SSW, Geburtsgewicht 2300 g, Apgar 2, Messung 7 Tage nach Geburt, Gewicht des Kindes zu diesem Zeitpunkt 2300 g (Kind hat immer noch Geburtsgewicht). Während der ersten 6 Lebenstage gehäuft Pneumothoraces (Ursache unklar, Kind lag zu dieser Zeit in auswärtiger Klinik), zum Zeitpunkt der Messung relativ guter AZ, erforderliche Beatmungsdauer 14 Tage.

Tabelle 22. Lungenmechanische Meßwerte von Sven H (zu Abb. 58)

Gewicht zum Zeitpunkt der Messung 2300 g.
Tolerable Werte: C_{min} 1,61 ml/mbar, $R_{\dot{V}max}$ 109 mbar·s/l, $R_{V max}$ 78 mbar·s/l

Einstellung		(1)	(2)	(3)	(4)	(5)	(6)	(7)	(8)
Einatemzeit	s	0,65	0,67	0,65	0,66	0,65	0,66	0,65	0,66
Inspiratorische Pause	s	0,22	0,21	0,31	0,33	0,31	0,30	0,32	0,31
Ausatemzeit	s	1,45	3,14	2,06	2,05	2,06	2,04	2,04	2,05
Frequenz	Zyklen/min	25,9	14,9	19,9	19,7	19,9	19,8	19,9	19,9
p_{insp}	mbar	23,5	22,9	22,4	20	21,1	22	24,3	24,4
p_{exsp}	mbar	2	2	2	0	0	0	3	3
Zugvolumen	ml	28,4	29,4	31,2	31,2	31,1	30,6	30,5	31
AMV	ml	735	439	619	615	618	606	607	617
C	ml/mbar	1,32	1,41	1,53	1,56	1,48	1,39	1,43	1,57
$R_{\dot{V}}$	mbar·s/l	153	150	189	205	223	200	169	169
R_V	mbar·s/l	100	103	115	124	133	120	109	114

Bemerkungen: (1) Beginn der Messung, (3) Ausatemstenose,
(4) Ausatemstenose, sofort nach PEEP-Reduktion,
(5) Ausatemstenose, 20 min nach PEEP-Reduktion, (6) ohne Stenose,
(7) sofort nach PEEP-Erhöhung, (8) 20 min nach PEEP-Erhöhung

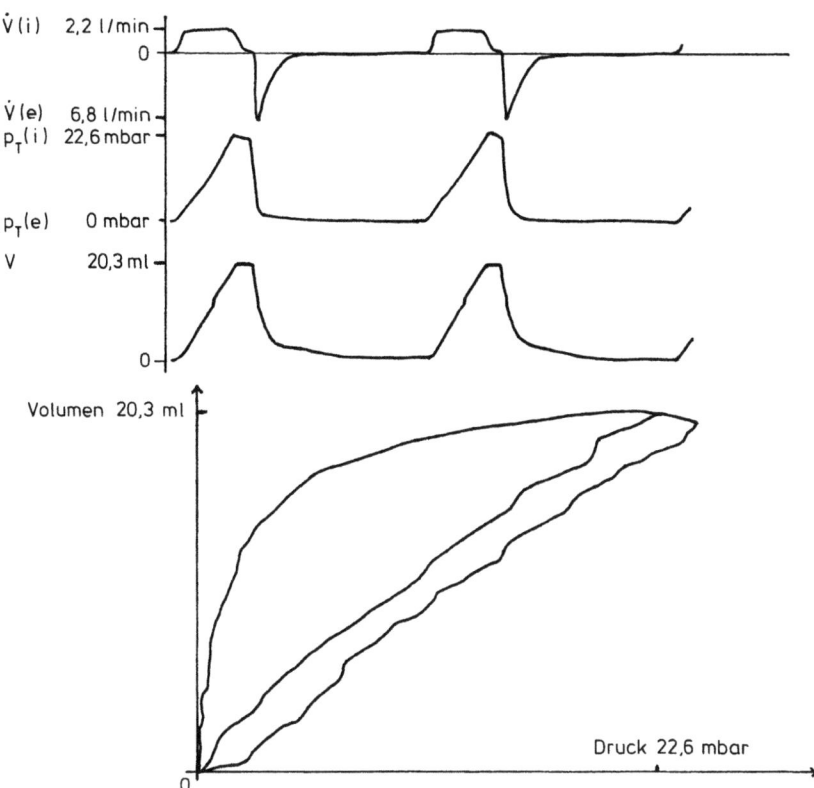

Abb. 57. Diagramme der Respiratoreinstellung (2) bei Sebastian B.

Ergebnisse (Tabelle 22 und Abb. 58): Die Compliance liegt bei allen Messungen unter dem kleinsten tolerierbaren Wert. Allerdings werden bei einigen Einstellungen Volumendehnbarkeiten erreicht, die nur unwesentlich unter diesem Minimum liegen. Die Resistance ist bei allen Einstellungen zu groß, das gilt besonders für Beatmung mit ZEEP. Nach Variation des PEEP vergehen 20 min bis die gemessene Compliance konstant bleibt; ihre Änderung während dieser Zeit ist aber gering. Die Verwendung einer Ausatemstenose kann bei einigen Einstellungen Verbesserung der Meßwerte bewirken. Das günstigste Ergebnis wird aber bei 3 mbar PEEP ohne Ausatemstenose erhalten.

Beurteilung: Die Ergebnisse sprechen für eine Inaktivierung des Antiatelektasefaktors. Ein einfacher Mangel des AAF ist wenig wahrscheinlich, da das Kind dafür zu alt ist. Die Inaktivierung könnte durch ein eiweißrei-

ches intraalveolares „Ödem" (hyaline Membranen) verursacht sein. Ein interstitielles Ödem ist aus folgenden Gründen wahrscheinlich: 1. hohe Atemwiderstände, 2. hysteresisähnliches Verhalten der Lunge (nach Änderung des PEEP vergeht eine relativ lange Zeit, bis die Lungenwerte konstant bleiben), 3. große Zerreißlichkeit des Lungengewebes (Pneumothoraces).
Die Befunde und die Anamnese sprechen für die Diagnose ‚Schocklunge'.

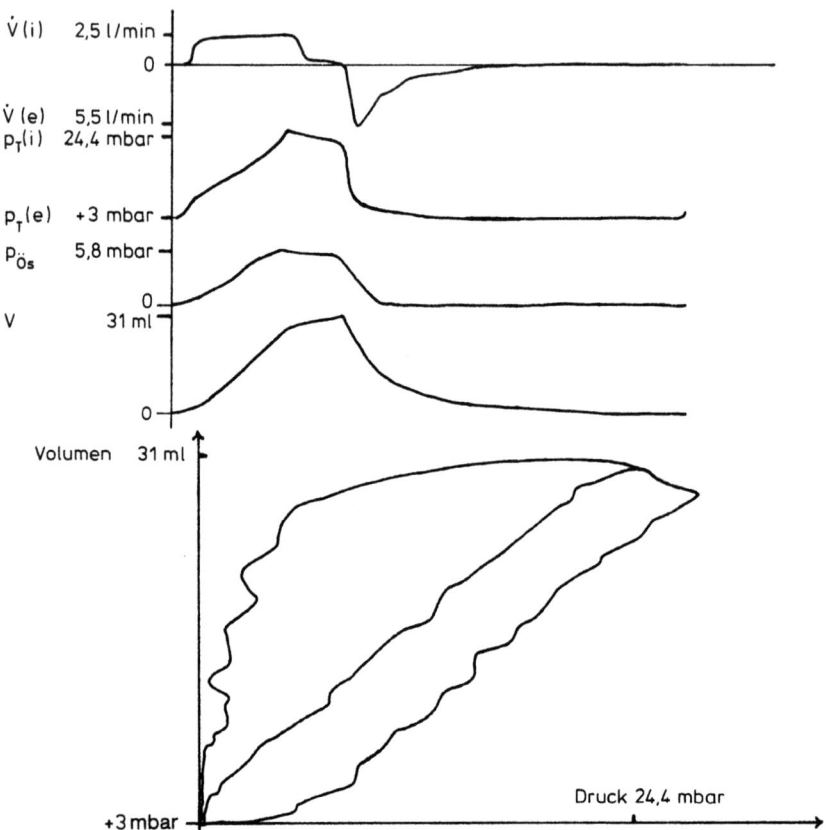

Abb. 58. Diagramme der Respiratoreinstellung (8) bei Sven H. (1981)

Mohamed I.
Geburt in 31. SSW, Geburtsgewicht 1220 g, Apgar 2, Beatmung wegen schweren Atemnotsyndroms, primär gute Erholung, später diverse Komplikationen (u. a. Pneumothoraces), Beatmung über mehrere Wochen erforderlich. Messung erfolgte 2 Tage nach der Geburt, Gewicht zu diesem Zeitpunkt 1250 g.

Tabelle 23. Lungenmechanische Meßwerte von Mohamed I (zu Abb. 59)

Gewicht zum Zeitpunkt der Messung 1250 g. Respirator A 4.
Tolerable Werte: C_{min} 0,9 ml/mbar, $R_{\dot{V}max}$ 200 mbar·s/l, R_{Vmax} 144 mbar·s/l

Einstellung		(1)	(2)	(3)	(4)	(5)	Spontan
Einatemzeit	s	0,83	0,81	0,80	0,81	0,82	0,45
Inspiratorische Pause	s	0,49	0,49	0,32	0,49	0,47	0
Ausatemzeit	s	1,9	1,91	1,88	1,92	1,92	0,61
Frequenz	Zyklen/min	18,6	18,7	20,0	18,6	18,7	56,5
p_{insp}	mbar	13,7	17,3	16,0	22,2	19,0	8,45
p_{exsp}	mbar	0	3	3	6	6	3
Zugvolumen	ml	17,3	15,6	16,4	14,1	14,4	6,1
AMV	ml	322	292	328	262	269	345
C	ml/mbar	1,26	1,09	1,26	0,87	1,11	1,12
$R_{\dot{V}}$	mbar·s/l	219	250	215	295	353	82[a]
R_V	mbar·s/l	147	153	134	193	189	

(2) Messung sofort nach Erhöhung des PEEP von 0 nach 3 mbar.
(3) 30 min nach Einschalten eines PEEP von 3 mbar.
pH 7,37, pCO_2 49 Torr, pO_2 210! Torr, (FiO_2 0,6)
(4) Messung sofort nach Erhöhen des PEEP von 3 mbar auf 6 mbar.
(5) 15 min nach Erhöhen des PEEP von 3 mbar auf 6 mbar.
[a] In diesem Wert sind auch die Strömungswiderstände der Atemschläuche enthalten. Sie dürften beim vorliegenden Aufbau der Maschine und dem eingestellten Flow 20–30 mbar·s/l betragen.

Ergebnisse (Tabelle 23 und Abb. 59): Compliance und Resistance haben Werte, die Spontanatmung zulassen würden. Dafür sprechen auch die unter Spontanatmung gefundenen Werte. Der Säugling neigt jedoch zur Unterventilation. Nach Änderung des PEEP vergehen ca. 30 min bis die Lungenwerte konstant bleiben. Das gewählte Zugvolumen ist relativ groß (über 10 ml/kg KG).

Beurteilung: Der Abfall der Compliance mit wachsender Lungenblähung deutet auf eine mangelnde Wirksamkeit des Antiatelektasefaktors hin, die aber nicht sehr stark ausgeprägt ist. Das hysteresisähnliche Verhalten der Lunge spricht für ein interstitielles Ödem. Möglicherweise ist dies auch für die Entstehung der Pneumothoraces mitverantwortlich.
Auffällig ist die geringe Resistance bei Spontanatmung, eine Eigenheit, die häufig beobachtet wird.

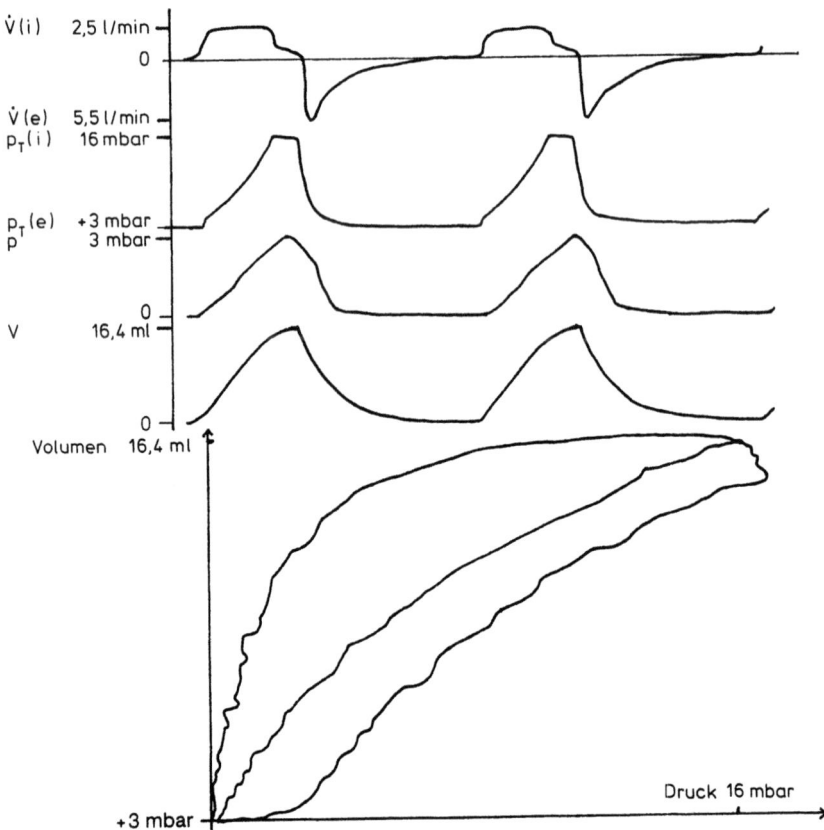

Abb. 59. Diagramme der Respiratoreinstellung (3) bei Mohamed I. (1979)

Sabrina K.
Geburt mit einem Gestationsalter von 27 Wochen, Geburtsgewicht 900 g, Apgar 6. Nur leichtes Atemnotsyndrom, daher während der ersten 14 Tage vorwiegend CPAP-Atmung über liegenden Trachealtubus. Wegen zunehmender zentraler Apnoen schließlich maschinelle Ventilation, nach einigen Wochen Entstehung einer BPD. Alter bei der Untersuchung 4 Wochen, Gewicht zu diesem Zeitpunkt 1485 g.

Ergebnisse (Tabelle 24 und Abb. 60): Compliance und Resistance lassen Spontanatmung zu. Dies zeigen auch die unter spontaner Ventilation gefundenen Lungenwerte. Es besteht eine gewisse Abhängigkeit der Compliance vom PEEP. Nach Änderung des PEEP vergehen 10 min bis die Meßwerte konstant bleiben. Wie die Blutgasanalyse bei IDV zeigt, neigt das Kind zur zentralen Hypopnoe.

Tabelle 24. Lungenmechanische Meßwerte von Sabrina K (zu Abb. 60)

Gewicht zum Zeitpunkt der Messung 1485 g. Respirator A 4.
Tolerable Werte: C_{min} 1,04 ml/mbar, $R_{\dot{V}max}$ 168 mbar·s/l, R_{Vmax} 121 mbar·s/l

Einstellung		(1)	(2)	(3)	(4)	(5)	Spontan
Einatemzeit	s	0,59	0,59	0,59	0,6	0,61	0,63
inspiratorische Pause	s	0,32	0,33	0,33	0,34	0,33	0
Ausatemzeit	s	1,91	1,90	1,91	1,89	1,90	0,66
Frequenz	Zyklen/min	21,3	21,3	21,2	21,2	21,1	46,9
p_{insp}	mbar	15,9	20,6	19,6	9,95	12,8	7,62
p_{exsp}	mbar	2	5	5	0	0	2,5
Zugvolumen	ml	18,8	16,5	17,8	22,1	20,1	5,94
AMV	ml	400	351	377	469	424	279
C	ml/mbar	1,35	1,06	1,22	2,22	1,57	1,16
$R_{\dot{V}}$	mbar·s/l	168	184	133	149	167	149
R_V	mbar·s/l	99	100	81	90	108	116

(1) Beginn der Messung. (2) sofort nach PEEP-Erhöhung gemessen.
(3) 10 min nach PEEP-Erhöhung gemessen.
(4) Sofort nach Reduktion des PEEP von 5 mbar auf 0 mbar gemessen.
(5) 10 min nach PEEP-Reduktion von 5 mbar auf 0 mbar gemessen.
Blutgasanalysen:
bei IDV 1:2: pH 7,35, pCO_2 65 Torr, pO_2 65 Torr
bei Beatmung: pH 7,40, pCO_2 43 Torr, pO_2 51 Torr

Beurteilung: Die lungenmechanischen Werte sind zwar nicht ganz normal aber durchaus tolerabel. Das hysteresisähnliche Verhalten der Lunge ist deutlich aber nicht so stark ausgeprägt wie beim zuvor beschriebenen Kind. Es ist möglich, daß ein interstitielles Ödem besteht, zumal das Kind zum Zeitpunkt der Messung ausgeprägte generalisierte Ödeme hat.
Ob das interstitielle Ödem (das sicher nicht sehr ausgeprägt ist) Wegbereiter der späteren bronchopulmonalen Dysplasie (BPD) ist, kann nicht eindeutig entschieden werden. Schädlich für diese Lunge waren sicherlich auch die relativ großen Zugvolumina.

Olga L.

Geburt in der 30. SSW durch Sectio nach vorzeitigen Blasensprung, Geburtsgewicht 1000 g, Apgar 2, 10 min nach Geburt Intubation und Beatmung wegen Dyspnoe und Zyanose. In der ersten Zeit Beatmungsdruck (Plateaudruck) 25 mbar, Frequenz 35 Zyklen/min, FiO_2 0,6. Die Messung erfolgt 4 Tage nach Geburt. Während der Messung automatische Regelung der FiO_2 im geschlossenen Regelkreis, Sollwert für den transkutanen pO_2 53 Torr.

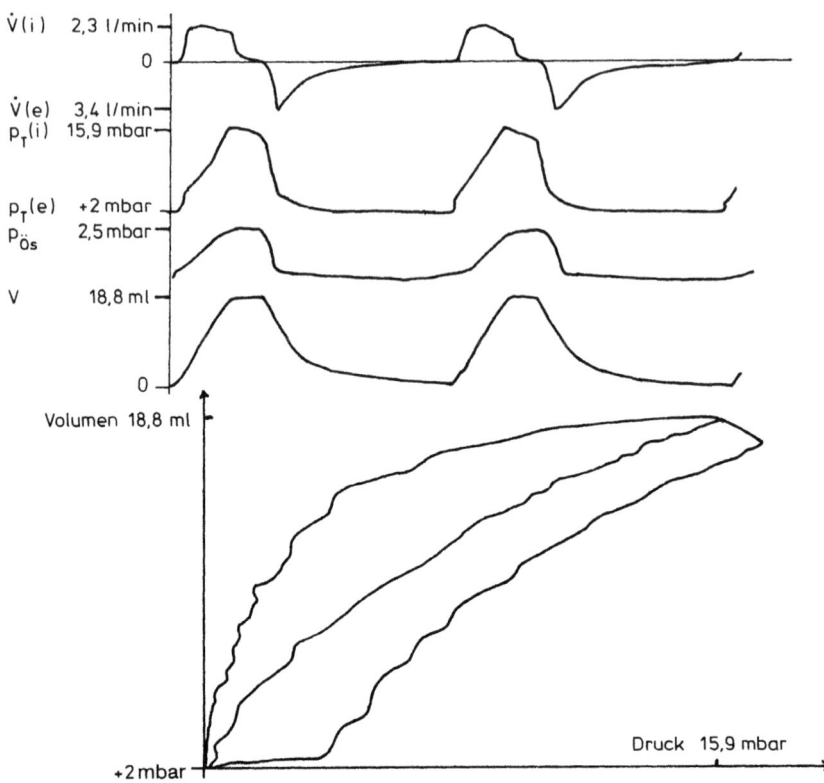

Abb. 60. Diagramme der Respiratoreinstellung (1) bei Sabrina K. (1980)

Ergebnisse (Tabelle 25 und Abb. 61): Bei einigen Messungen haben Compliance und Resistance Werte, die Spontanatmung zulassen würden. Es gelingt aber nicht. Die Ursache könnte der große Totraum sein; sein Anteil am Tidal volume beträgt immerhin ca. 77%. Steigerung des PEEP auf 3,5 mb bewirkt eine Besserung der Oxygenierung, doch fällt dann die Compliance deutlich. Wird der endexspiratorische Druck verändert, so bleiben die Lungenwerte erst nach 10-15 min stabil. Bei dieser Messung wird mittels Atemgasanalyse der Energieumsatz ermittelt; er beträgt ca. 47 kcal pro kg KG und Tag.

Beurteilung: Ähnlich wie bei den vorherigen Messungen kann auch bei diesem Kind eine unzureichende Wirksamkeit des AAF angenommen werden. Ein interstitielles Ödem ist ebenfalls durchaus möglich. Schlimm, und für das Kind letztlich letal, ist der große Totraum. Er ist Zeichen einer

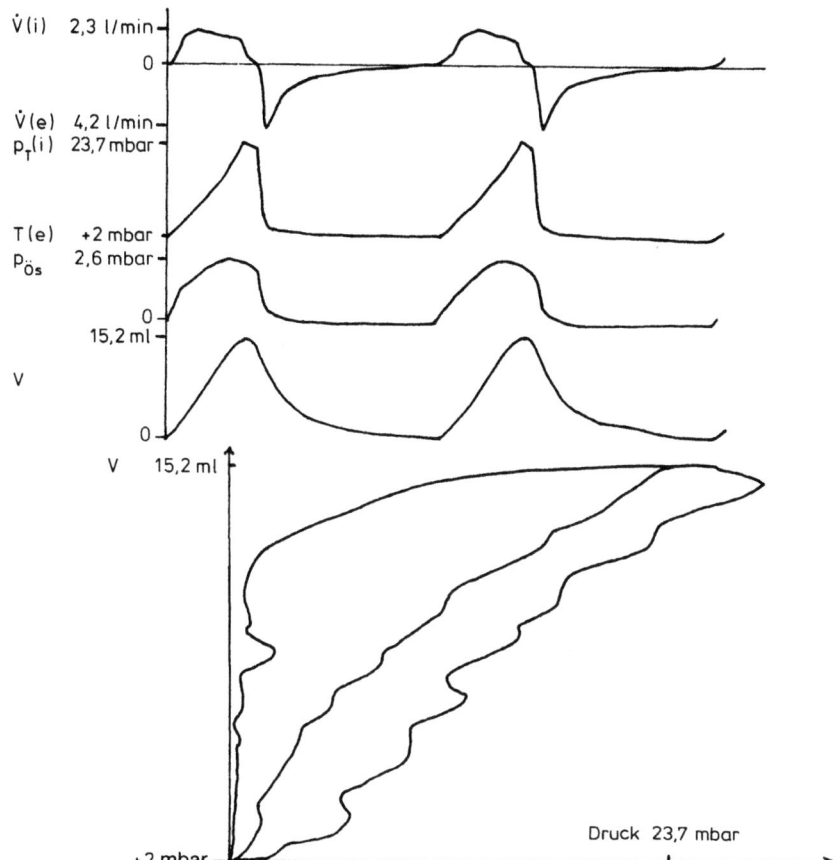

Abb. 61. Diagramme der Respiratoreinstellung (6) bei Olga L. (1982)

massiven Überblähung, die auch auf dem Thoraxröntgenbild zu sehen ist. Das elastische Gewebe der Lunge ist erheblich geschädigt; wahrscheinlich Folge des überstandenen Schockzustandes und der sehr großen Zugvolumina. Bei der Messung wird die Gefährdung des Kindes zwar erkannt, doch damals wird keine günstigere Einstellung für den Respirator gefunden, dafür war es wohl zu spät.

Tabelle 25. Lungenmechanische Meßwerte von Olga L (zu Abb. 61)

Gewicht zum Zeitpunkt der Messung 1070 g. Respirator A 4.
Tolerable Werte: C_{min} 0,75 ml/mbar, $R_{V\,max}$ 234 mbar·s/l, $R_{V\,max}$ 163 mbar·s/l

Einstellung		(1)	(2)	(3)	(4)	(5)	(6)	FiO_2
Einatemzeit	s	0,54	0,52	0,53	0,51	0,53	0,52	(1) 0,6
Inspiratorische Pause	s	0,08	0,11	0,10	0,11	0,10	0,11	(2) 0,72
								(3) 0,87
Ausatemzeit	s	1,00	1,29	1,3	1,3	1,3	1,29	(4) 0,7
Frequenz	Zyklen/min	37	31,3	31,1	31,3	31,3	31,3	(5) 0,53
p_{insp}	mbar	25,6	19,2	21	31,7	27,3	23,7	(6) 0,6
p_{exsp}	mbar	1	0	0	3,5	3,5	2	(6) Abgabe
Zugvolumen	ml	16,0	17,1	16,1	12,7	13,8	15,2	CO_2
AMV	ml	592	535	501	398	432	476	5,2 ml/min
C	ml/mbar	0,65	0,89	0,77	0,45	0,58	0,7	
								Aufnahme
R_V	mbar·s/l	246	227	254	329	309	276	O_2
R_V	mbar·s/l	143	150	174	203	176	163	7,46 ml/min

tcpO₂ 53 Torr; alveoläre Ventilation 131 ml/min; funktioneller Totraum 12 ml
(2) sofort und (3) 15 min nach Umschalten von PEEP auf ZEEP,
(4) sofort und (5) 15 min nach Einschalten des PEEP (3,5 mbar).
(6) Diese Einstellung wird zunächst belassen. Die Messung erfolgt 15 min nach Einschalten des PEEP von 2 mbar. Später wird die Frequenz auf 37,5 Zyklen/min erhöht. Energieumsatz 50 kcal/Tag, Energieumsatz/KG 46,7 kcal/Tag

Faruk G.
Nach 8 Tagen wird das unter Gruppe 1 (S. 69 f.) beschriebene Kind erneut untersucht. Die inspiratorische Sauerstoffkonzentration und die Beatmungsfrequenz konnten reduziert werden. Die mäßige, gut kompensierte respiratorische Azidose (pCO₂ 55 Torr) wird vom Kind problemlos toleriert. Das Gewicht beträgt zum Zeitpunkt der Messung 3770 g.

Ergebnisse (Tabelle 26 und Abb. 62): Die Compliance ist gegenüber der ersten Messung zwar gestiegen, aber immer noch zu klein. Sehr hohe Werte hat die Resistance angenommen. Bei Beatmung mit PEEP (3,5 mbar) verbessert sich die Compliance, wenn die Ausatemzeit verlängert wird. Bei ZEEP-Ventilation hat die Exspirationszeit (innerhalb der hier verwendeten Einstellungen) keinen Einfluß auf die Compliance. Während der Messung werden recht differente Widerstände gemessen. Eine Beziehung zwischen den Beatmungsparametern und den Resistancewerten kann nicht gefunden werden.

Beurteilung: Da die Compliance größer und die Oxygenierung besser geworden ist, ist anzunehmen, daß nunmehr größere Teile der Lunge belüftet sind. Die hohen Resistancewerte werden wahrscheinlich dadurch verursacht, daß jetzt mehr Luftwege durchströmt werden, diese aber enorme Widerstände haben. Ob die hier gefundenen Variationen der Compliance durch die Art der Beatmung verursacht werden, kann nicht entschieden

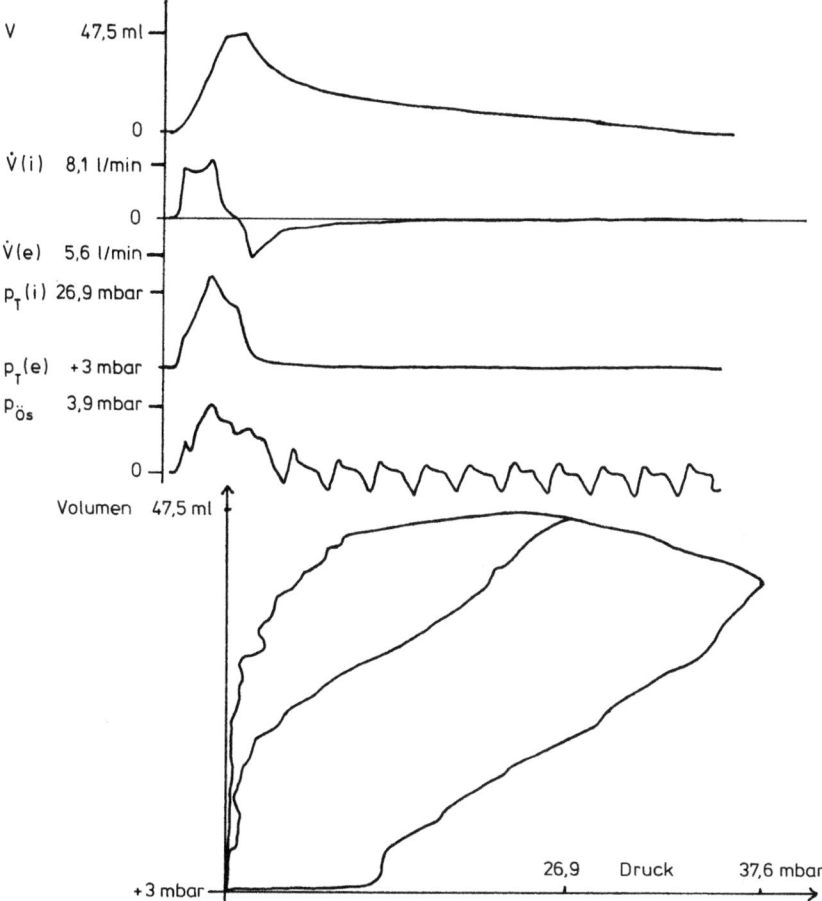

Abb. 62. Diagramme der Respiratoreinstellung (2) bei Faruk G.

werden. Bei Patienten mit derart hohen Widerständen findet man auch bei gleichbleibender Maschineneinstellung häufiger Änderungen von Compliance und Resistance. Offenbar gibt es Abschnitte im Bronchialsystem, die zeitweise komplett, zeitweise inkomplett verschlossen sind. Derartige Vorgänge beeinflussen natürlich stark die gemessenen Werte.

Tabelle 26. Lungenmechanische Meßwerte von Faruk G (zu Abb. 62)

Gewicht zum Zeitpunkt der Messung 3770 g. Respirator A 4.
Tolerable Werte: C_{min} 2,6 ml/mbar, $R_{\dot{V}max}$ 66 mbar·s/l, R_{Vmax} 48 mbar·s/l

Einstellung		(1)	(2)	(3)	(4)
Einatemzeit	s	0,37	0,37	0,37	0,37
Inspiratorische Pause	s	0,28	0,27	0,36	0,37
Ausatemzeit	s	2,88	4,88	1,88	3,78
Frequenz	Zyklen/min	17	10,9	23	13,3
p_{insp}	mbar	27,3	26,9	25,8	25,4
p_{exsp}	mbar	3	3	0	0
Zugvolumen	ml	36,5	47,5	49,6	49,5
Minutenvolumen	ml	621	518	1141	658
Compliance	ml/mbar	1,50	1,99	1,92	1,95
$R_{\dot{V}}$	mbar·s/l	337	318	265	344
R_V	mbar·s/l	161	152	120	172

pH 7,48, pCO_2 55 Torr, pO_2 52 Torr, bei Einstellung (1)

Tabelle 27. Lungenmechanische Meßwerte von Sebastian B (zu Abb. 64)

Gewicht 16.12.: 1335 g. Gewicht 30.12.: 1450 g. Respirator A 4.
Tolerable Werte 16.12.1981: C_{min} 0,93 ml/mbar, $R_{\dot{V}max}$ 187 mbar·s/l, R_{Vmax} 135 mbar·s/l,
Tolerable Werte 30.12.1981: C_{min} 1,02 ml/mbar, $R_{\dot{V}max}$ 172 mbar·s/l, R_{Vmax} 124 mbar·s/l

Einstellung		16.12.	(1)	(2)	(3)	(4)	16.12.	
Einatemzeit	s	0,88	0,86	0,88	0,88	0,86	pH	
Inspiratorische Pause	s	0,27	0,3	0,3	0,3	0,32	7,41	
Ausatemzeit	s	1,34	3,32	3,34	3,32	3,34		
Frequenz	Zyklen/min	24,1	13,4	13,3	13,3	13,3	pCO_2	
p_{insp}	mbar	19,8	20,4	20,6	21,8	23,9	39	
p_{exp}	mbar	1	1	0	1	1	Torr	
Zugvolumen	ml	19,5	27,1	26,1	28,1	25,6		
AMV	ml	470	363	347	374	340	pO_2	
C	ml/mbar	1,04	1,40	1,27	1,35	1,12	54	
$R_{\dot{V}}$	mbar·s/l	254	379	470	427	464	Torr	
R_V	mbar·s/l	166	243	320	252	352		

Bemerkung zum 16.12.: Kurze Messung, da AZ nicht gut ist.
CO_2 Abgabe 7,2 ml/min, alveoläre Ventilation 131 ml/min.
Energieumsatz 67 kcal/Tag Energieumsatz/KG 50 kcal/Tag

Bemerkung z. 30.12.: Messung (3) mit (4) ohne Ausatemstenose.
CO_2 Abgabe 12,4 ml/min, alveoläre Ventilation 162 ml/min.
Energieumsatz 116 kcal/Tag, Energieumsatz/KG 80 kcal/Tag

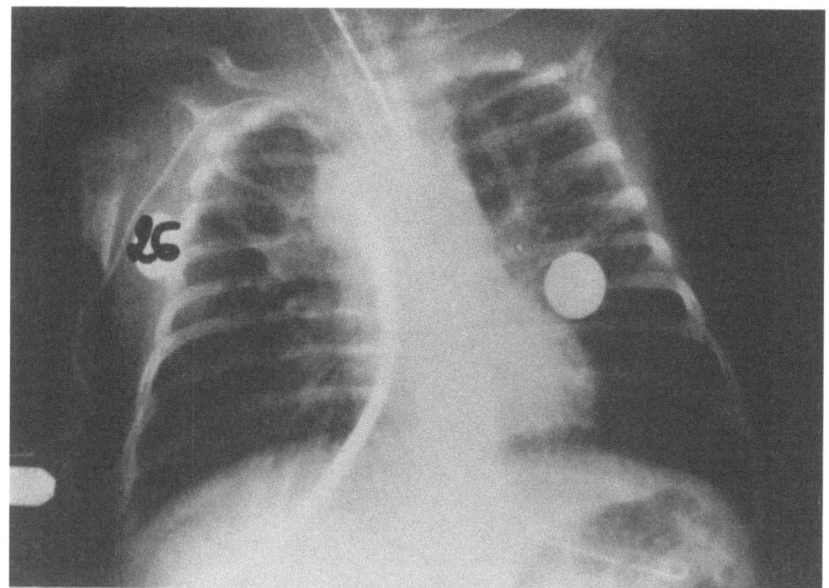

Abb. 63. Bronchopulmonale Dysplasie nach 42 Tagen Beatmung

2.1.3.4 Patienten der Gruppe 3

Sebastian B.

Das bereits in den Gruppen 1 und 2 (S. 61 und 71) besprochene Kind wird 28 und 42 Tage nach der Geburt erneut lungenphysiologisch untersucht. Es bestehen erhebliche Zeichen einer bronchopulmonalen Dysplasie (Abb. 63).

Ergebnisse (Tabelle 27 und Abb. 64): Gegenüber den Vorbefunden ist die Compliance etwas gestiegen (allerdings ist das Kind auch gewachsen), während die Resistance erheblich größer geworden ist. Diese Tendenz (Anstieg von Resistance und Compliance) ist noch deutlicher bei der Messung am 42. Lebenstag zu erkennen. Der Versuch, durch Einfügen einer Ausatemstenose eine gleichmäßigere Ventilation zu erreichen, gelingt offenbar nicht (keine Besserung der Meßwerte).

Nach Änderung des PEEP vergehen etwa 15 min bis der Wert für die Volumendehnbarkeit konstant bleibt.

Die CO_2 Abgabe ist bei nahezu gleichem Körpergewicht von 7,2 ml/min (16. Dezember 1981) auf 12,4 ml/min (30. Dezember 1981) gestiegen. Das entspricht einer Vergrößerung des Energieumsatzes von 50 kcal auf 80 kcal pro kg KG und Tag. Das paßt zum Allgemeinzustand des Kindes, der gegenüber der vorigen Messung besser geworden ist.

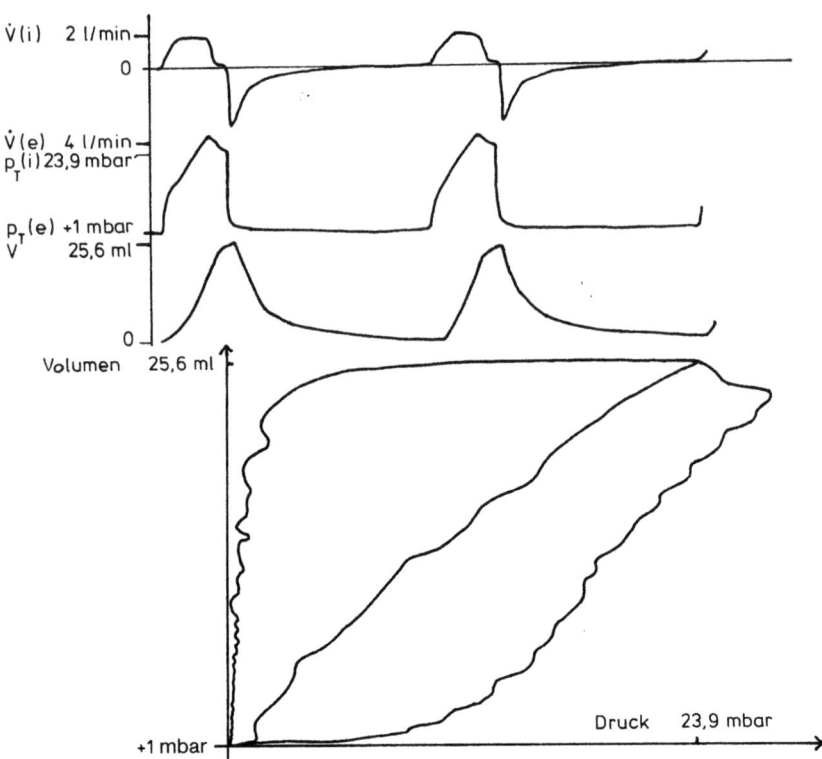

Abb. 64. Diagramme der Respiratoreinstellung (4) bei Sebastian B. (30. Dezember 1981)

Beurteilung: Aufgrund der Messungen und der Thoraxröntgenbilder ist die Diagnose bronchopulmonale Dysplasie eindeutig. Unter Anwendung der hier gebräuchlichen Beatmungs- und Meßtechnik ist für dieses Krankheitsbild die nur mäßige (aber noch „tolerable") Erniedrigung der Compliance und die (manchmal exzessive) Erhöhung der Resistance typisch. Das Verhalten der Volumendehnbarkeit bei Änderung des PEEP läßt wieder die hysteresisähnliche Charakteristik der Lunge erkennen. Wie weit dieses Verhalten durch Vorgänge an den Alveolen, dem Bronchialsystem oder dem Lungeninterstitium verursacht wird, kann nicht sicher entschieden werden. Ganz wichtig ist aber, daß viele Lungen diese Charakteristik haben.

Anna-Maria M.
Geburt in 30. SSW, Geburtsgewicht 1100 g, Apgar 2, direkt nach Geburt Intubation und Beatmung, kurz nach Geburt Schocksymptomatik, arterielle Hypotonie, Nierenversagen. Langsame Erholung innerhalb von 10 Tagen, nach vorübergehender Besserung der

Lungensituation erneute Verschlechterung der Pulmo in der 3. Lebenswoche, im Röntgenbild Auftreten von diffusen interstitiellen und alveolären Infiltraten. Messung am 29. Lebenstag, Gewicht zu dieser Zeit 1480 g.

Ergebnisse (Tabelle 28 und Abb. 65): Die Resistance ist bei allen Einstellungen sehr hoch, die Compliance liegt bei einigen Einzelmessungen unter dem kleinsten tolerablen Wert. Die Compliance nimmt, wie die Form der Druck-Volumen-Schleife und die Kurve der gemittelten Alveolardrücke zeigen, mit steigender Lungenblähung deutlich ab. Eine besonders gute Darstellung der gemittelten Alveolardrücke erhält man bei Verwendung einer Ausatemstenose (Abb. 65). Der Totraum beträgt 60% des Zugvolumens und ist damit sehr groß.

Beurteilung: Die hohe Resistance paßt zum Bild der BPD, ungewöhnlich für dieses Krankheitsbild dagegen ist die geringe Compliance, die auch bei sehr niedriger Beatmungsfrequenz nicht steigt. Folgende Gründe können dafür verantwortlich sein:
1. Es liegt eine Störung des Antiatelektasefaktors vor.
2. Es besteht eine so starke Gewebsschädigung, daß die Lunge sich nicht ausreichend retrahieren kann und immer überbläht bleibt („ausgeweitetes Gummiband").
3. Durch Ventilmechanismen – vorwiegend im Bereich der kleinen Bronchien – entstehen umfangreiche Trapped air-Bezirke.

Punkt 1 trifft möglicherweise zu, doch läßt sich das aufgrund der vorliegenden Messung weder beweisen noch widerlegen. Für Punkt 2 spricht ganz eindeutig der große Totraum und auch die Tatsache, daß das Kind längere Zeit mit Atemzugvolumina beatmet wurde, die nach unseren neueren Erkenntnissen sicher schädlich sind.

Punkt 3 läßt sich meßtechnisch nicht sicher belegen, das Röntgenbild spricht aber dafür.

Sicher verursachen alle 3 (wahrscheinlich noch mehr) Veränderungen den momentanen Zustand der Lunge.

Anna-Maria wird 18 Tage später erneut untersucht. Die Zeichen der Überblähung sind im Thoraxröntgenbild mehr geworden, außerdem braucht das Kind eine größere inspiratorische Sauerstoffkonzentration.

Ergebnisse (Tabelle 29 und Abb. 66): Die Resistance ist weiterhin sehr hoch, die Compliance hat, namentlich bei langer Ausatemzeit und Einsatz einer Ausatemstenose, günstigere Werte. Mit steigender Lungenblähung nimmt auch diesmal die Compliance ab. Der funktionelle Totraum ist weiterhin groß (61% vom Zugvolumen).

Interessant ist folgende Beobachtung (keine Meßwerte): Nach dem Absaugen nimmt die Resistance zu und die klinischen Zeichen der Überblähung werden stärker (Vorwölbung des Bauches).

Tabelle 28. Lungenmechanische Meßwerte von Anna-Maria M (zu Abb. 65)

Gewicht zum Zeitpunkt der Messung 1480 g. Respirator A 4.
Tolerable Werte: C_{min} 1,04 ml/mbar, $R_{\dot{V}max}$ 170 mbar·s/l, R_{Vmax} 120 mbar·s/l

Einstellung		(1)	(2)	(3)	(4)
			Ausatemstenose	Stenose ab	
Einatemzeit	s	0,79	0,77	0,78	0,78
Inspiratorische Pause	s	0,16	0,17	0,16	0,16
Ausatemzeit	s	2,17	2,18	2,38	2,18
Frequenz	Zyklen/min	19,2	19,2	18,1	19,3
p_{insp}	mbar	29,8	33,6	33,0	29,2
p_{exsp}	mbar	0	0	0,5	0,5
Zugvolumen	ml	29,2	26,9	27,4	29,2
AMV	ml	561	516	496	564
C	ml/mbar	0,98	0,8	0,83	1,02
$R_{\dot{V}}$	mbar·s/l	329	396	373	289
R_V	mbar·s/l	203	290	241	174

CO_2 Abgabe 16,2 ml/min, alveoläre Ventilation 195 ml/min, Energieumsatz 118 kcal/Tag, Energieumsatz/KG 80 kcal/Tag, funktioneller Totraum 16,2 ml

Tabelle 29. Lungenmechanische Meßwerte von Anna-Maria M (zu Abb. 66)

Gewicht zum Zeitpunkt der Messung 1620 g. Respirator A 4.
Tolerable Werte: C_{min} 1,10 ml/mbar, $R_{\dot{V}max}$ 154 mbar·s/l, R_{Vmax} 110 mbar·s/l

Einstellung		(1)	(2)	(3)	(4)
		Ausatemstenose	Keine Stenose	Ausatemstenose	
Einatemzeit	s	0,69	0,69	0,80	0,80
Inspiratorische Pause	s	0,16	0,17	0,18	0,17
Ausatemzeit	s	1,47	1,47	3,34	3,35
Frequenz	Zyklen/min	25,9	25,8	13,9	13,9
p_{insp}	mbar	33,4	32,2	28,7	26,4
p_{exsp}	mbar	0	0	0	0
Zugvolumen	ml	25,4	23,8	30,4	31,7
AMV	ml	658	614	423	441
C	ml/mbar	0,76	0,74	1,06	1,20
$R_{\dot{V}}$	mbar·s/l	432	381	332	307
R_V	mbar·s/l	220	259	218	223

CO_2 Abgabe 10,4 ml/min, alveoläre Ventilation 172 ml/min, Energieumsatz 97,2 kcal/Tag, Energieumsatz/KG 60 kcal/Tag, funktioneller Totraum 18,6 ml,
pH 7,37, pCO_2 46 Torr, pO_2 57 Torr

Beurteilung: Die hohe Resistance und die bei günstigen Beatmungsparametern tolerable Compliance sind typisch für die bronchopulmonale Dysplasie (BPD). Die hohen Atemwiderstände werden nicht nur von den klei-

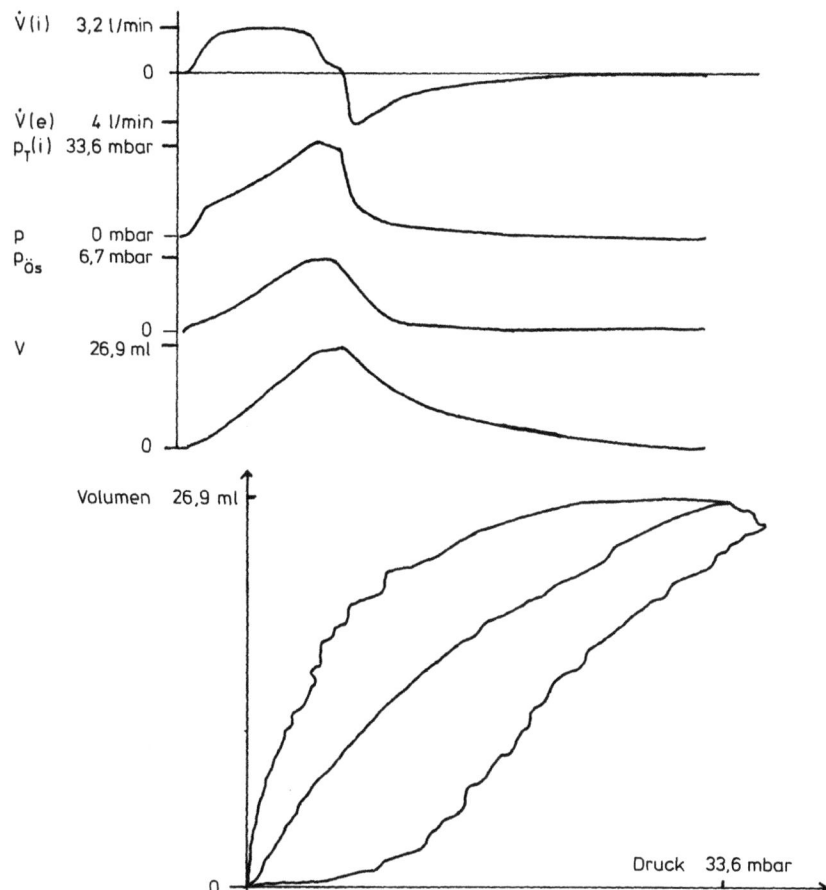

Abb. 65. Diagramme der Respiratoreinstellung (2) bei Anna-Maria M. (1982)

nen, sondern auch den großen Bronchien verursacht, dafür spricht die Zunahme der Widerstände nach dem Absaugen. Dieser Vorgang irritiert, wie man bei der Bronchoskopie erkennen kann, besonders die Hauptbronchien im Bereich der Bifurkation.

Der hohe O_2-Bedarf ist ein Zeichen für ein Ventilations-Perfusions-Mißverhältnis (s. Punkt 3 der Beurteilung auf S. 85).

Bemerkung: Erst nach einem Vierteljahr hat sich die Lunge soweit erholt, daß IMV möglich ist.

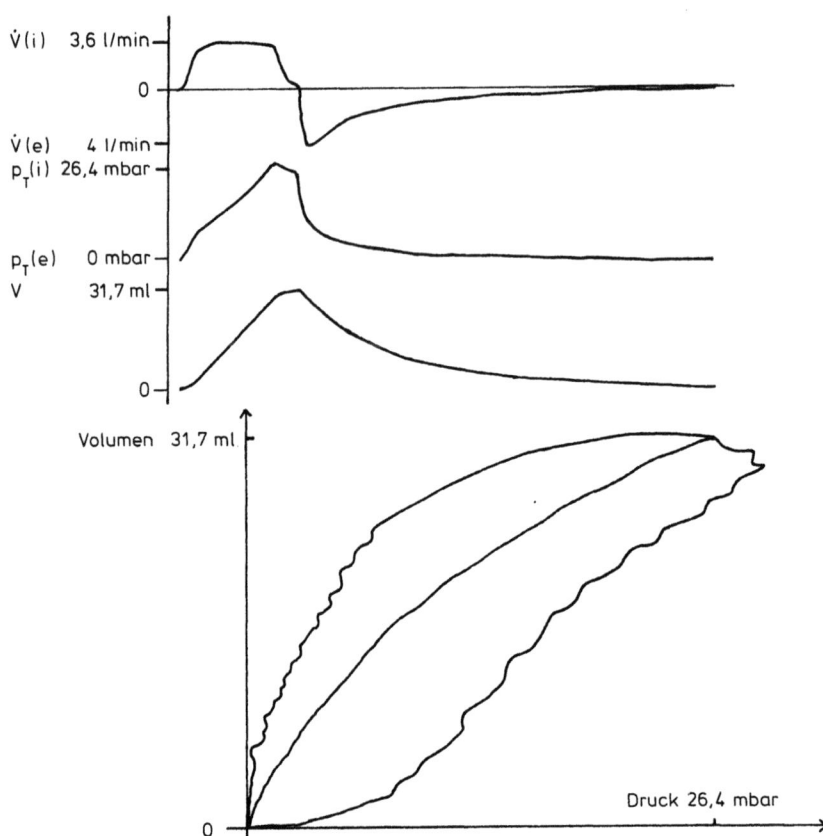

Abb. 66. Diagramme der Respiratoreinstellung (4) bei Anna-Maria M.

Jessica N.

Geburt nach 28. SSW, Apgar 4, Geburtsgewicht 1000 g, klinisch schweres Atemnotsyndrom, sofortige Intubation und Beatmung erforderlich. Entwicklung einer schweren BPD, keine Besserung in den folgenden Monaten. Exitus im Alter von 9 Monaten nachdem zusätzlich eine schwere Pneumonie aufgetreten ist.

Bronchoskopiebefund einige Tage vor dem Tod: Trachealschleimhaut entzündlich gerötet, Abgänge der Hauptbronchien inspiratorisch gehörig weit, exspiratorisch kollabieren diese zu extrem engen Schlitzen.

Messungen erfolgen im Alter von 50 Tagen (Körpergewicht 2000 g) und von 8 Monaten (Körpergewicht 5095 g).

Ergebnisse (Tabellen 30 und 31, Abb. 67): Bei beiden Messungen ist die Resistance sehr hoch, die Compliance hat dagegen noch tolerable Werte. Bei der ersten Messung (Tabelle 30) wird ein Spontanatemversuch ge-

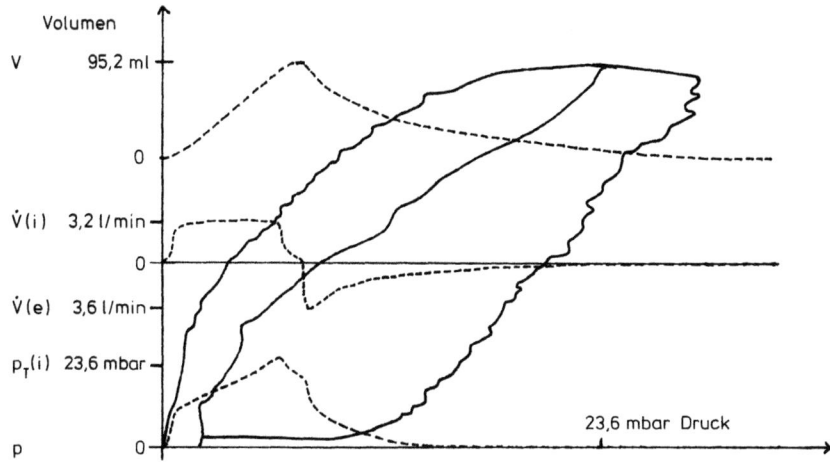

Abb. 67. Diagramme von Respiratoreinstellung 5 bei Jessika N.

macht. Da die Atemmittellage stark schwankt, kann nur das Zugvolumen und die über den Flow gemittelte Resistance ($R_{\dot{V}}$) näherungsweise angegeben werden. Die angegebenen Werte entstehen nach Mittelung von 6 Atemzügen.

Bei der 2. Messung verhält sich der Patient wie das Modell zur Verteilungsstörung, d. h. Compliance und Resistance fallen deutlich bei steigender Beatmungsfrequenz.

Beurteilung: Bei beiden Messungen besteht eine massive BPD. Die bronchoskopisch dargestellte Bronchomalazie ist eine ganz wichtige Ursache für die hohen Atemwiderstände und die Neigung zur Verteilungsstörung.

Tabelle 30. Jessika N. Gewicht zum Zeitpunkt der Messung 2000 g. Respirator A4 (ohne Abb.)

		Beatmung	Spontanatmung	
Einatemzeit	s	0,47	0,40	Tolerable
Inspiratorische Pause	s	0,41		Werte:
Ausatemzeit	s	3,29	0,52	
Frequenz	/min	14,4	65	
p_{insp}	mbar	18,2		C_{min}
p_{exsp}	mbar	0		1,4 ml/mbar
Zugvolumen	ml	26,5	ca. 2,7	$R_{\dot{V}max}$
Minutenvolumen	ml	382	176	125 mbar·s/l
Compliance	ml/mbar	1,46		
$R_{\dot{V}}$	mbar·s/l	465	ca. 400	R_{Vmax}
R_V	mbar·s/l	263		90 mbar·s/l

Tabelle 31. Jessika N. Gewicht 5095 g. Respirator A 4 (zu Abb. 67)

Einstellung		1	2	3	4	5
Einatemzeit	s	0,66	0,68	0,7	1,63	1,16
Inspiratorische Pause	s	0,31	0,34	0,33	0,35	0,34
Ausatemzeit	s	0,97	4,02	7,03	6,05	4,52
Frequenz	/min	29,7	11,9	7,5	7,5	10,0
p_{insp}	mbar	30,5	23,0	18,5	21,2	23,6
p_{exsp}	mbar	0	0	0	0	0
Zugvolumen	ml	70,2	75,1	74	88,8	95,2
Minutenvolumen	ml	2085	894	555	664	952
Compliance	mbar/ml	2,3	3,27	4,01	4,19	4,03
$R_{\dot{V}}$	mbar·s/l	159	267	300	259	256
R_V	mbar·s/l	118	144	187	188	149

mit Stenose

pH 7,57, pCO_2 41 Torr, pO_2 53 Torr bei Einstellung 5

Tolerable Werte: C_{min} 3,57 ml/mbar, $R_{\dot{V}\,max}$ 49,1 mbar·s/l
$R_{V\,max}$ 35,3 mbar·s/l

Tabelle 32. Lungenmechanische Meßwerte von Stefan D (zu Abb. 68–70)

Gewicht zum Zeitpunkt der Messung 2225 g. Respirator A4.
Tolerable Werte: C_{min} 1,60 ml/mbar, $R_{\dot{V}\,max}$ 110 mbar·s/l, $R_{V\,max}$ 80 mbar·s/l

Einstellung		(1)	(2)	(3)	(4)	
Einatemzeit	s	0,50	0,52	0,52	0,54	pH = 7,36
Inspiratorische Pause	s	0,40	0,37	0,39	0,40	pCO_2 =
Ausatemzeit	s	4,51!	0,53	3,52	4,50!	49 Torr
Frequenz	Zyklen/min	11,1!	42,3	13,5	11,0!	
p_{insp}	mbar	20,1	26,9	23,9	20,2	pO_2 =
p_{exsp}	mbar	0	0	0	0	77 Torr
Zugvolumen	ml	39,7	36,3	37,8	39,6	
AMV	ml	441	1535	458	428	
C	ml/mbar	1,98	1,35	1,58	1,96	
$R_{\dot{V}}$	mbar·s/l	223	127	387!	211	
R_V	mbar·s/l	128	83	228!	123	
			sofort	5 min		
			nach Frequenzreduktion			

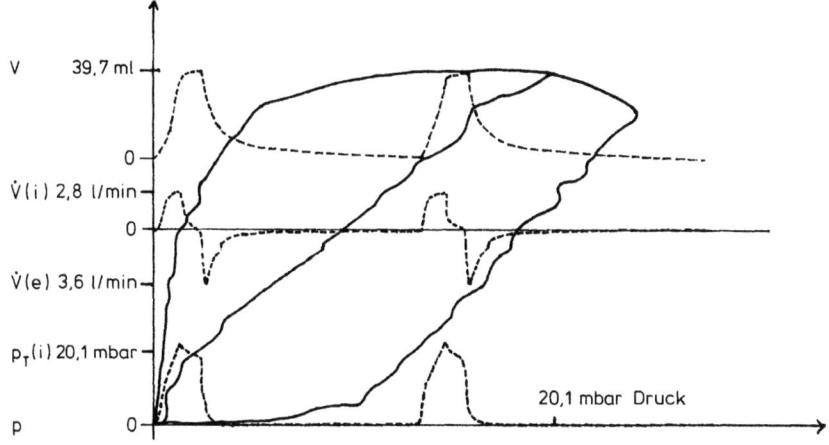

Abb. 68. Diagramme von Respiratoreinstellung 1 bei Stefan D. (1981)

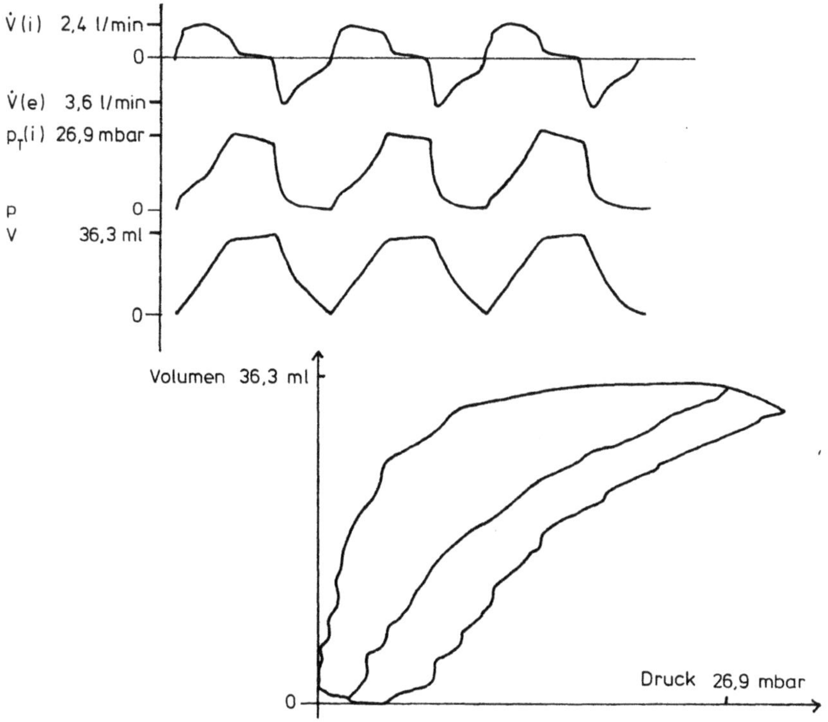

Abb. 69. Diagramme der Respiratoreinstellung (2) bei Stefan D.

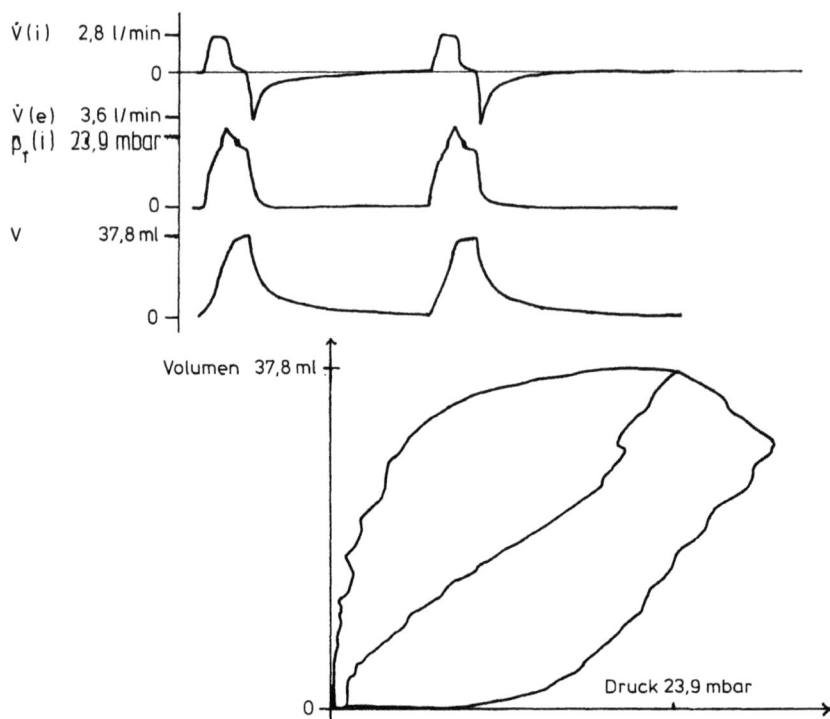

Abb. 70. Diagramme der Respiratoreinstellung (3) bei Stefan D.

Stefan D.
Dieses Kind wurde bereits in Gruppe 1 (S. 64) besprochen. Die vorliegende Messung erfolgt am 39. Lebenstag. Das Kind hat Zeichen einer bronchopulmonalen Dysplasie, die röntgenologisch im Bereich der rechten Lunge wesentlich stärker ausgeprägt sind als links.

Ergebnisse (Tabelle 32 und Abb. 68-71): Die Compliance ist deutlich angestiegen (bei einigen Einstellungen „tolerable" Werte), die Resistance dagegen ist eindeutig pathologisch. Bemerkenswert ist das Verhalten von Volumendehnbarkeit und Widerstand bei Erhöhung und unmittelbar nach Reduktion der Atemfrequenz. Bei Verkürzung der Zykluszeit fallen Compliance und Resistance in ähnlicher Weise wie am Modell zur Verteilungsstörung. Nach Verlängerung des Atemzyklus (Frequenzreduktion) bleibt die Compliance zunächst noch niedrig, während die Resistance exzessive Werte annimmt. Erst 5 min nach Herabsetzen der Beatmungsfrequenz erreichen Volumendehnbarkeit und Widerstand ihre Ausgangswerte.

Beurteilung: Auch hier die typischen Veränderungen der bronchopulmonalen Dysplasie. Die Neigung zur Verteilungsstörung kommt im Verhalten von Compliance und Resistance bei Steigerung der Ventilationsfrequenz zum Ausdruck. Unerwartet (sonst wäre die Frequenzerhöhung gar nicht vorgenommen worden) ist das Verhalten der Lunge nach erneuter Reduktion der Beatmungsfrequenz. Die Ursache für dieses Phänomen ist darin zu sehen, daß die pathologischen Veränderungen vorwiegend die rechte Lunge betroffen haben. Während der höherfrequenten Beatmung wird die rechte Lunge wegen der zu geringen Ausatemzeit (bronchialer Ventilmechanismus) so stark überbläht, daß eine massive Mediastinalhernie entsteht. Diese Hernie komprimiert die relativ gesunde Lunge und deren Bronchialsystem (Abb. 71). Nach Reduktion der Frequenz vergeht einige Zeit, bis die Überblähung der rechten Lunge abgebaut ist, und sich die linke Lunge wieder einigermaßen entfalten kann.

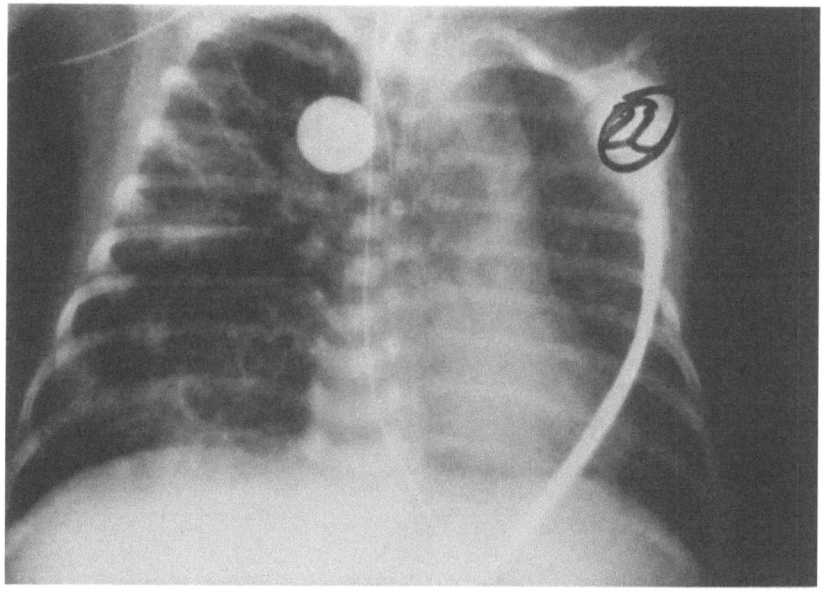

Abb. 71. Bronchopulmonale Dysplasie. Die rechte Lunge ist besonders betroffen. Beachte die Mediastinalhernie

Anja O.
Sectio in 32. SSW, wegen Gestose der Mutter, Apgar 3, sofortige Intubation und Beatmung, röntgenologisch Membransyndrom Stad. III (unter Beatmung). Rasche Entwicklung einer bronchopulmonalen Dysplasie, mehrere pulmonale Infekte, die die Lungen-

funktion verschlechtern. Extubation nach 8 Wochen. Es vergeht danach noch ein Vierteljahr, bis das Kind entlassen werden kann.
1. Messung am 17. Lebenstag (Gewicht 1400 g), 2. Messung am 21. Lebenstag (Gewicht 1310 g, Kind hat also abgenommen), 3. Messung am 45. Lebenstag (Gewicht 1765 g) und 4. Messung am 78. Lebenstag (Gewicht 2300 g).

Ergebnisse von Messung 1 u. 2 (Tabellen 33 und 34, Abb. 72 und 73): Bei der ersten Messung ist die Compliance bei einigen Einstellungen tolerabel, während die Resistance zu hoch ist. Nach Änderung des PEEP verge-

Tabelle 33. Anja O. Gewicht 1400 g. Respirator A 4. Nr. 1 (zu Abb. 72)

Einstellung		1	2	3	4	5
Einatemzeit	s	0,62	0,62	0,63	0,63	0,61
Inspiratorische Pause	s	0,64	0,66	0,53	0,37	0,52
Ausatemzeit	s	1,76	1,75	1,86	1,52	1,89
Frequenz	/min	19,9	19,8	19,9	23,8	19,9
p_{insp}	mbar	15,4	20,8	17,8	28,7	23,9
p_{exsp}	mbar	0	4	4	7,5	7,5
Zugvolumen	ml	18,3	16,0	16,8	13,3	14,2
Minutenvolumen	ml	364	317	334	317	282
Compliance	ml/mbar	1,19	0,95	1,22	0,63	0,86
$R_{\dot{V}}$	mbar·s/l	401	490	258	475	406
R_V	mbar·s/l	230	254	141	234	208

Bemerkungen: *2* sofort nach PEEP-Erhöhung von 0 auf 4 mbar
3 zehn Minuten später,
4 sofort nach PEEP-Erhöhung von 4 auf 7,5 mbar,
5 zehn Minuten später.
Bei Einstellung 3 pH 7,47, pCO₂ 39 Torr, pO₂ 63 Torr

Tolerable Werte: C_{min} 1 ml/mbar, $R_{\dot{V}max}$ 179 mbar·s/l, R_{Vmax} 129 mbar·s/l

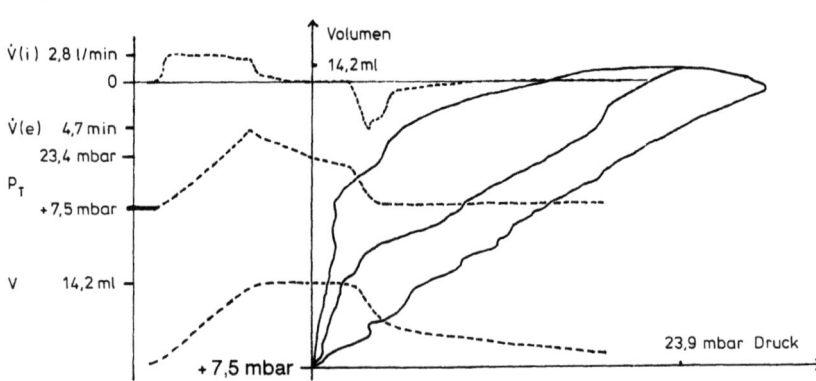

Abb. 72. Diagramme von Respiratoreinstellung (5) bei Anja O. (Messung Nr. 1)

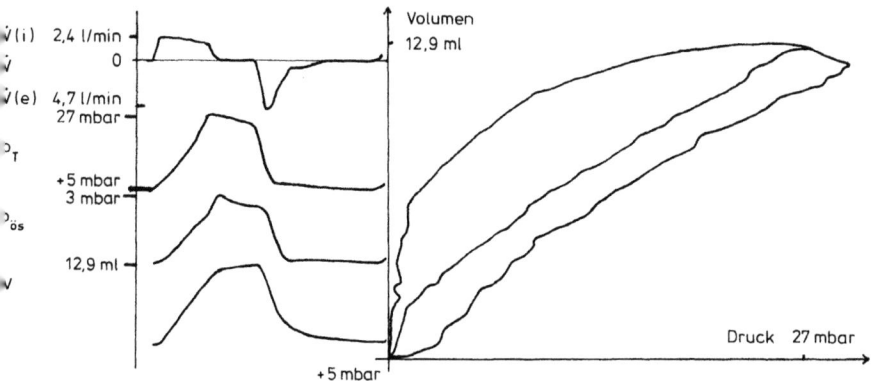

Abb. 73. Diagramme von Respiratoreinstellung (4) bei Anja O. (Messung Nr. 2)

hen bis zu 30 min bis die Lungenwerte konstant bleiben. Verlängerung der Ausatemzeit führt zu einer Erhöhung der gemessenen Compliance. Der Patient benötigt 4 mb PEEP.
Die Ergebnisse der 2. Messung sind ungünstiger. Wegen des schlechten Allgemeinzustandes können weniger optimale Einstellungen nicht so lange beibehalten werden, bis die Lungenwerte stabil bleiben. Nach Variation des PEEP treten innerhalb von 10 min noch Änderungen von Compliance und Resistance auf. Bei beiden Untersuchungen kann gezeigt werden, daß Beatmung ohne PEEP eine Vergrößerung des Lungenwiderstandes zur Folge hat. Das ist besonders bei der 2. Messung (Tabelle 34 Einstellung 6) deutlich.
Kurz nach dieser Untersuchung wird das Kind wegen Verdacht auf offenen Ductus Botalli einer Herzkatheteruntersuchung unterzogen. Während des diagnostischen Eingriffs ist über längere Zeit nur ZEEP-Beatmung möglich, die zur Entstehung einer „weißen Lunge" und einer bedrohlichen Verschlechterung der Oxygenierung führt (der Ductus war wider Erwarten nicht sondierbar) (s. Abb. 84).

Beurteilung: Die hohe Resistance und die bei einigen Einstellungen noch tolerable Compliance passen zum Bild der BPD (1. Untersuchung). Auch das hysteresisähnliche Verhalten der Lunge ist bei diesem Krankheitsbild oft zu sehen.
Ungewöhnlich für die bronchopulmonale Dysplasie ist die Abhängigkeit von einem relativ hohen PEEP (4–5 mbar), besonders bei der 2. Messung. Bei dieser Messung passen auch die niedrigen Compliances nicht recht zur üblichen Form der BPD.
Alle Erscheinungen lassen sich am besten erklären, wenn man ein eiweißreiches intraalveoläres und interstitielles Ödem annimmt.

Tabelle 34. Anja O. Gewicht 1310 g. Respirator A4. Nr. 2 (zu Abb. 73)

Einstellung		1	2	3	4	5	6
Einatemzeit	s	0,67	0,67	0,68	0,67	0,66	0,61
Inspiratorische Pause	s	0,39	0,47	0,44	0,47	0,49	0,47
Ausatemzeit	s	1,47	1,38	1,91	1,37	1,36	1,40
Frequenz	/min	23,7	23,8	19,8	23,9	23,9	24,2
p_{insp}	mbar	31,9	24,6	23,3	27,0	13,0	19,12
p_{exp}	mbar	7,5	5	5	5	0	0
Zugvolumen	ml	11,8	14,5	14,3	12,9	16,3	13,4
Minutenvolumen	ml	280	344	283	308	389	323
Compliance	mbar/ml	0,48	0,74	0,78	0,59	1,26	0,7
$R_{\dot{V}}$	mbar·s/l	383	315	325	344	385	691
R_V	mbar·s/l	213	184	174	183	250	420

Bemerkungen: *2* sofort nach PEEP-Reduktion von 7,5 auf 5 mbar, *3* zehn Minuten später, *4* dreißig Minuten später, *5* sofort nach Reduktion auf ZEEP, *6* zehn Minuten später.
Bei Einstellung 3 pH 7,28, pCO_2 55 Torr, pO_2 60 Torr

Tolerable Werte: C_{min} 0,92 ml/mbar, $R_{\dot{V}max}$ 190 mbar·s/l, R_{Vmax} 137 mbar·s/l

Tabelle 35. Anja O. Gewicht 1765 g. Respirator A4. Nr. 3 (zu Abb. 74)

Einstellung		1	2	3	4	5	6	7
Einatemzeit	s	0,63	0,63	0,65	0,67	0,64	0,65	0,39
Inspiratorische Pause	s	0,4	0,4	0,38	0,39	0,38	0,4	0
Ausatemzeit	s	3,16	3,18	3,19	2,99	3,20	3,18	0,59
Frequenz	/min	14,3	14,3	14,2	14,8	14,2	14,2	61,7
p_{insp}	mbar	16,6	18,0	27,4	25,5	17,0	20,2	5,35
p_{exsp}	mbar	0	0	7,5	7,5	3,5	3,5	3,5
Zugvolumen	ml	26,4	25,8	24,1	25,2	28,6	25,2	4,81
Minutenvolumen	ml	378	368	343	373	407	356	297
Compliance	ml/mbar	1,59	1,44	1,21	1,40	2,11	1,51	2,6
$R_{\dot{V}}$	mbar·s/l	212	288	165	128	169	219	78
R_V	mbar·s/l	158	167	101	98	104	129	64

Bemerkungen: *1* sofort nach Reduktion des PEEP von 3,5 mbar auf 0 mbar, *2* 5 Minuten später, *3* sofort nach Erhöhung des PEEP von 3,5 auf 7,5 mbar, *4* 5 Minuten später, *5* sofort nach Reduktion des PEEP von 7,5 auf 3,5 mbar, *6* 10 Minuten später, *7* spontane Atemzüge aus IDV 1:7, bei Einstellung 6: pH 7,41, pCO_2 40 Torr, pO_2 54 Torr

Tolerable Werte: C_{min} 1,24 ml/mbar, $R_{\dot{V}max}$ 142 mbar·s/l, R_{Vmax} 102 mbar·s/l

Tabelle 36. Anja O. Gewicht 2300 g. Respirator A4. Nr. 4 (zu Abb. 75)

Einstellung		1	2	3	4	Tolerable Werte:
Einatemzeit	s	0,57	0,56	0,41	0,21	C_{min} 1,6 ml/mbar
Inspiratorische Pause	s	0,37	0,38	0	0	
Ausatemzeit	s	2,08	2,07	0,71	0,78	$R_{\dot{V}max}$ 109 mbar·s/l
Frequenz	/min	19,9	19,9	53,8	61,1	
p_{insp}	mbar	17,0	21,5	*$\Delta\, p_{ös}$	*$\Delta\, p_{ös}$	
p_{exsp}	mbar	0	3,5	=3,4	=2,26	$R_{\dot{V}max}$ 78 mbar·s/l
Zugvolumen	ml	44,5	43,7	9,44	7,42	
Minutenvolumen	ml	885	871	508	453	
Compliance	ml/mbar	2,61	2,43	2,78	3,28	
$R_{\dot{V}}$	mbar·s/l	228	267	78[a]	88,45[a]	
R_V	mbar·s/l	122	157	∅ CPAP	∅ CPAP	

pH 7,27, pCO_2 50 Torr, pO_2 48 Torr, bei Einstellung 3

[a] Von diesen Werten ist die Resistance vom Beatmungssystem (55 mbar·s/l) bereits abgezogen.

* $\Delta\, p_{ös}$ wird bei $\dot{V}=0$ gemessen (vergl. Abb. 75)

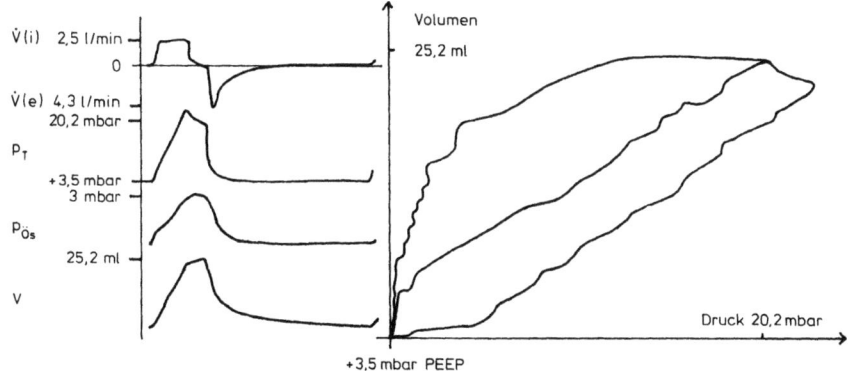

Abb. 74. Diagramme von Respiratoreinstellung (6) bei Anja O. (Messung Nr. 3)

1. Der hohe Widerstand bei allen Messungen ist als Folge der interstitiellen Flüssigkeitsansammlung (hohe Gewebswiderstände) anzusehen.
2. Die besonders bei der 2. Messung niedrigen Compliances sind Folge einer Inaktivierung des AAF durch das intraalveolare eiweißreiche Ödem. Aus diesem Grund braucht das Kind PEEP. Beatmung ohne PEEP führt zur vermehrten Exsudation und Alveolarkollaps.
3. Die hohen Widerstände bei ZEEP-Ventilation entstehen durch inspiratorische Entfaltung der während der vorangegangenen Exspiration kollabierten Alveolen.

Ursache für die Flüssigkeitsansammlung in der Lunge ist wahrscheinlich eine Pneumonie, die die im Sinn einer bronchopulmonalen Dysplasie veränderte Lunge angegriffen hat.

Anja O. (Messung 3 und 4)
Der klinische Verlauf hat in der Folgezeit keine Besonderheiten gebracht, dem Kind geht es aber etwas besser.

Ergebnisse (Tabellen 35 und 36, Abb. 74 und 75): Bei beiden Untersuchungen hat die Compliance tolerable Werte, die Resistance ist dagegen zu hoch. Nach Variation des PEEP vergehen etwa 10 min bis die Lungenwerte stabil bleiben (Tabelle 35, Messung 6).
Bei beiden Untersuchungen werden trotz der hohen Widerstandswerte Spontanatmungsversuche gemacht (Tabelle 35 Messung 7, Tabelle 36, Messung 3 und 4). Die gemessene Resistance ist wesentlich niedriger, die Compliance dagegen etwas höher. Diese Ergebnisse sind mit Zurückhaltung zu bewerten, da die Atemmittellage bei der sehr unregelmäßigen Atmung stark wechselt. Erstaunlich hoch sind die Schlauchwiderstände bei CPAP-Atmung (Tabelle 36, Messung 3 und 4).

Beurteilung: Die Ergebnisse beider Untersuchungen sind typisch für die bronchopulmonale Dysplasie. Das hysteresisähnliche Verhalten der Lunge ist auch hier wieder festzustellen. Ob es Folge eines noch bestehenden interstitiellen Ödems (Ursache: immer noch nicht abgeklungene Entzündungen) oder bronchial bedingter Verteilungsstörungen ist, kann hier nicht entschieden werden.

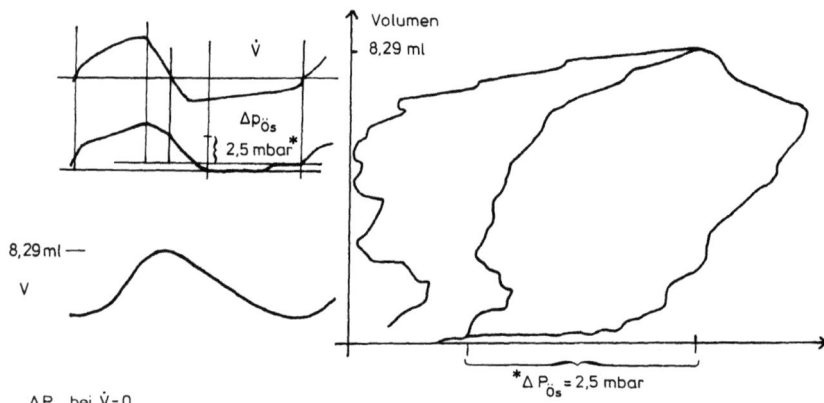

Abb. 75. Diagramm eines Spontanatemzuges 5 mbar (Messung Nr. 4) bei Anja O. (1980). Dieser Atemzug ist nicht identisch mit Einstellung 3 bzw. 4 in Tabelle 36

Eine generelle Störung des AAF ist nicht sehr wahrscheinlich, da die Compliance selbst bei einem PEEP von 7,5 mbar nicht nennenswert abgefallen ist.
Die niedrige Resistance bei Spontanatmung fällt auf. Wahrscheinlich werden nur relativ kleine Bezirke der Lunge belüftet.
Solche großen Unterschiede zwischen den lungenmechanischen Werten unter spontaner und maschineller Ventilation findet man nur bei sehr kranken Lungen. Die kleinen Resistances können somit im vorliegenden Fall nicht als günstiges Zeichen angesehen werden.

Faruk G.
Faruk wurde bereits in den Gruppen 1 (S. 69) und 2 (S. 80) vorgestellt. Die jetzige Messung erfolgt am 30. Lebenstag. Das Kind hat deutlich an Gewicht zugenommen und sein klinischer Zustand ist besser als bei den Voruntersuchungen. Die erforderliche FiO_2 liegt zwischen 0,21 und 0,3 (automatische Regelung).

Ergebnisse: (Tabelle 37 und Abb. 76): Die Werte von Compliance und Resistance fallen bei den diversen Messungen recht unterschiedlich aus. Sie sind aber insgesamt typisch für die bronchopulmonale Dysplasie (hohe Resistance, „tolerable" Compliance). Die höchste Volumendehnbarkeit kann gemessen werden, wenn Ein- und Ausatemzeit relativ lang sind (Einstellung 4). Die Verwendung einer Ausatemstenose scheint vorteilhaft zu sein.
Bei diesem Kind besteht ein großer Unterschied zwischen Lungen- und Gesamtcompliance (Compliance von Lunge und Thorax).
Die patienteneigenen Atemzüge während IDV haben ein sehr kleines Zugvolumen (5 ml), das für eine ausschließliche Spontanatmung nicht ausreicht.

Beurteilung: Die erhaltenen Werte passen gut zum Bild der bronchopulmonalen Dysplasie. Offenbar haben die Veränderungen das Bronchialsystem wesentlich stärker betroffen als die Alveolen. Zu diesem Befund paßt, daß sich die pulmonale Situation bessern läßt, wenn der in- und exspiratorische Flow klein gehalten wird (relativ lange Inspirationszeit, Ausatemstenose).
Typisch sind bei Kindern mit sehr schwerer bronchopulmonaler Dysplasie plötzliche Anstiege der Lungenwiderstände (manchmal nach Bronchialtoilette). Der Abfall der Compliance während solcher Zustände ist Folge der starken Ventilationsstörung.
Der große Unterschied zwischen Lungencompliance und der Gesamtcompliance (Lunge und Thorax) zeigt, daß der Brustkorb dieses Kindes deutlich fester ist als bei den meisten anderen hier vorgestellten Patienten. Mit Älterwerden der Kinder nimmt nämlich die Thoraxcompliance ab [48].

Tabelle 37. Lungenmechanische Meßwerte von Faruk G (zu Abb. 76)

Gewicht zum Zeitpunkt der Messung 4250 g. Respirator A 4.
Tolerable Werte: C_{min} 3,0 ml/mbar (Lunge und Thorax), $R_{\dot{V}max}$ 59 mbar·s/l, R_{Vmax} 42 mbar·s/l

Einstellung		(1)	(2)	(3)	(4)	
Einatemzeit	s	0,43	0,43	0,95	0,95	pH 7,4
Inspiratorische Pause	s	0,27	0,27	0,27	0,27	pCO_2
Ausatemzeit	s	3,83	3,83	3,3	8,3!	55 Torr
Frequenz	Zyklen/min	13,3	13,3	13,3	6,3!	
p_{insp}	mbar	18,3	31,7	15,8	11,2	
p_{exsp}	mbar	0	0	0	0	pO_2
$p_{ös}$	mbar	7,36	7,64	4,98	4,86	64 Torr
Zugvolumen	ml	66,7	64,7	66,0	68,1	
AMV	ml	887	861	878	429	bei
$C_{Lunge+Thorax}$	ml/mbar	3,64	2,04	4,19	6,1	Einstellung
C_{Lunge}	ml/mbar	6,1	2,7	6,1	10,7	(3)
$R_{\dot{V}}$	mbar·s/l	343	562	240	278	
R_V	mbar·s/l	175	288	155	146	

Die Meßreihe wird mit Einstellung (2) abgeschlossen

2.2 Konsequenzen für die Beatmungsführung

Die Patientenmessungen haben gezeigt, daß die lungenmechanischen Werte der Patienten sehr unterschiedlich sein können. Außerdem, und das ist noch wichtiger, ändern sich die lungenphysiologischen Daten bei jedem einzelnen Kind bisweilen dramatisch während einer Dauerbeatmung.

Sowohl die Versuche am Lungenmodell als auch die Messungen an den Kindern haben gezeigt, daß eine adäquate Ventilation nur möglich ist, wenn die Beatmungsparameter der Lungensituation des einzelnen Patienten angepaßt werden. Ein starres Schema, das sich lediglich an der Blutgassituation des Kindes ausrichtet, kann über längere Zeit nicht optimal sein.

Hauptgefahren einer nicht angepaßten Beatmungsführung sind:
1. Unterventilation,
2. Verteilungsstörungen,
3. Überblähung der gesamten Lunge oder einzelner Kompartimente.

Während die Unterventilation in aller Regel durch Beachtung der Blutgase vermieden wird, erfordert die Verhinderung von Verteilungsstörungen und/oder der Überblähung eine möglichst genaue Kenntnis der pulmonalen Situation.

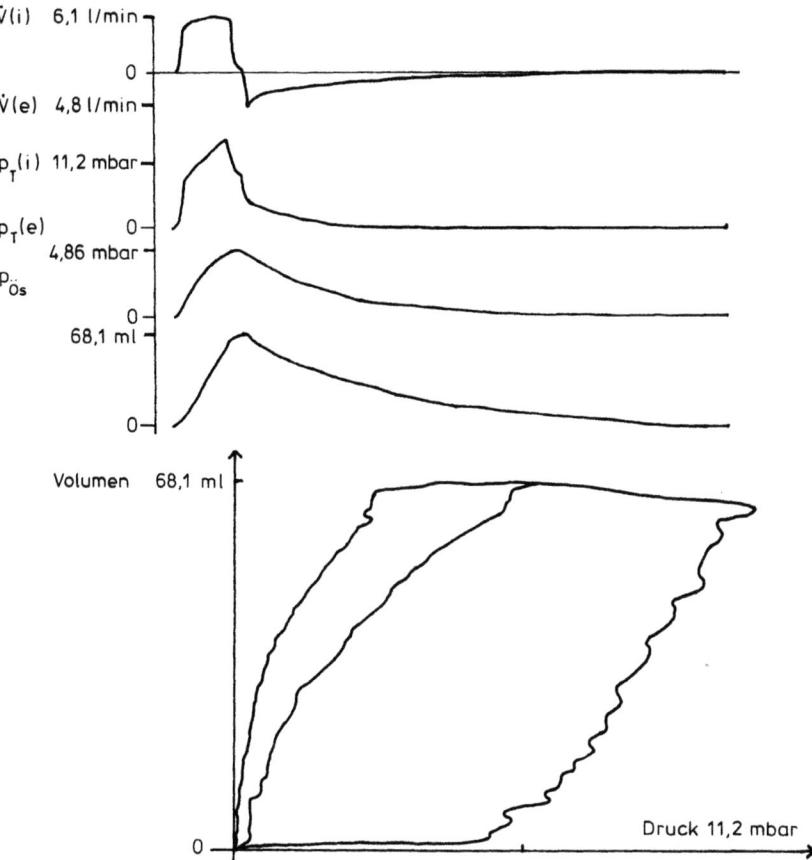

Abb. 76. Diagramme der Respiratoreinstellung (4) bei Faruk G. (1981)

Trotz der Vielfalt der hier demonstrierten Ergebnisse lassen sich die Patienten prinzipiell in 4 Kategorien einteilen. Für jede dieser Kategorien können orientierende Richtlinien zur Beatmungsführung angegeben werden. Eine Feinanpassung der Beatmungsparameter ist dann im Einzelfall entsprechend klinischer, blutgaschemischer und röntgenologischer Befunde möglich.

Die Kategorieneinteilung

Kategorie 1
Bei diesen Kindern findet man erniedrigte Compliance- und relativ kleine Resistancewerte. Die Patienten haben zwar einen Mangel an AAF, zeigen aber noch nicht das Vollbild des „Hyalinmembransyndroms" (HMS). Bei adäquater Behandlung können sie sich rasch erholen. Die pulmonale Zeitkonstante ist klein.

Kategorie 1a
Die Kranken zeigen das Vollbild des Hyalinmembransyndroms (HMS). Ihre Lungen haben große Ähnlichkeit mit der Schocklunge des Erwachsenen. Die Compliance ist klein, die Resistance aber im Gegensatz zu Kategorie 1 groß. Für die hohe Resistance ist wohl in starkem Maß ein interstitielles Ödem verantwortlich. Da die Patienten einen Schock (perinatale Asphyxie) überstanden haben, finden sich oft auch an anderen Organen Schockfolgen. Die Kinder sind in aller Regel kränker als die der Kategorie 1.
Wegen der sehr geringen Compliance ist trotz der hohen Resistance die pulmonale Zeitkonstante klein.

Kategorie 2
Diese Kinder sind in der Regel einige Stunden bis Tage beatmet. Die Compliance ist größer geworden, meist aber auch die Resistance. Die pulmonale Zeitkonstante hat somit höhere Werte. Bisweilen sind die lungenmechanischen Werte „tolerabel", d. h. sie sind mit Spontanatmung vereinbar. Der Allgemeinzustand läßt das aber oft nicht zu. Manchmal macht auch ein großer Totraum die spontane Ventilation unmöglich. In vielen Fällen kann ein Abtrainieren („weaning") mit IMV oder IDV begonnen werden. In aller Regel ist noch nicht mit schweren Verteilungsstörungen zu rechnen.
Trotz der günstiger gewordenen Lungenwerte, haben Kinder dieser Kategorie die meisten Komplikationen. Dazu gehören Air leaks (interstitielles Emphysem, Pneumothorax, Pneumomediastinum, Pneumoperikard) und das Manifestwerden der sekundären Schockfolgen (Hirnblutungen, Nierenversagen, generalisierte Ödeme, interstitielles Lungenödem, Hypovolämie wegen Abströmens der Plasmaeiweißkörper ins Gewebe).
Diese Komplikationen sind besonders bei Kindern zu erwarten, die zuvor der Kategorie 1a angehört haben.
Bei günstigem Verlauf erholen sich die Kranken, so daß die Beatmungstherapie bald beendet werden kann. Bleiben sie weiter beatmungspflichtig, so ist mit der Entwicklung einer bronchopulmonalen Dysplasie zu rechnen. Die Kinder sind dann der Kategorie 3 und 4 zuzuordnen.

Kategorie 3 oder 4

Als Folge der BPD treten massive Erhöhungen der Atemwiderstände auf, die wiederum Ursache schwerer Verteilungsstörungen sind. Die Compliance ist noch „tolerabel", d. h. sie würde, obwohl sie erniedrigt ist, Spontanatmung zulassen. In der Kategorie 4 sind die Veränderungen wesentlich stärker ausgeprägt als in Kategorie 3. Formal entsprechen die beiden letzten Kategorien dem BPD-Stadium III und IV nach Northway [117].

2.2.1 Beatmungsrichtlinien für Kinder der einzelnen Kategorien

Kategorie 1 und 1 a

Wegen der geringen pulmonalen Zeitkonstante können die Kinder mit relativ hohen Frequenzen beatmet werden. Das Atemzeitverhältnis darf, sofern die Frequenzen über 50 sind, bis 1:1 betragen. Wegen der geringen Compliance sind die Drücke evtl. hoch, das Zugvolumen sollte aber keinesfalls 10 ml/kg KG überschreiten. PEEP ist notwendig, aber möglichst nicht über 5 mb. Die Beatmung kann druck- oder volumenkonstant sein, Inspiration hold ist nicht unbedingt notwendig. Abzuraten ist von hohen inspiratorischen Flows, da sie selbst in dieser Kategorie Verteilungsstörungen provozieren können. Werte von 1 bis 2 l/min/kg KG sind anzustreben. Assistierte Beatmung kann die Adaptation der Maschine an das Kind erleichtern, sofern der Respirator mit einem sehr guten Trigger ausgerüstet ist. Unbedingt erforderlich ist sie aber nicht. IMV oder IDV werden zum frühestmöglichen Zeitpunkt eingesetzt. Die Einatemzeit beträgt dabei 0,5 s bis 0,7 s, während die Ausatemzeit den Fähigkeiten des Kindes angepaßt wird. Es ist aber jede Form der Dyspnoe zu vermeiden, da bei Überlagerung von Patienten und Maschinenatemzügen in diesem Fall unkontrolliert hohe transpulmonale Drücke (und damit zu große Zugvolumina) resultieren. Dieser Effekt ist bei druckkonstanter Beatmung stärker als bei volumkonstanter Ventilation.

Was unter „ungeschickt" geführter IMV passieren kann, zeigt Abb. 77. Obwohl der Beatmungsdruck am Respirator max. 20 mb betrug, entstand innerhalb von 24 h eine massive Überblähung mit Auftreten eines doppelseitigen Pneumothorax.

Mit dem Hinweis auf die Gefahr der Überdehnung, wird bereits auf die Eigenheiten der Kategorie 2 hingewiesen.

Kategorie 2

Innerhalb weniger Stunden kann die Compliance steigen. Bleiben die Beatmungsparameter unverändert, werden die Lungen einerseits durch zu groß gewordenes Zugvolumen, andererseits durch eine zu kurz werdende

Ausatemzeit (Anstieg der pulmonalen Zeitkonstante) überbläht. Je höher zu Beginn der Beatmung die erforderlichen Drücke sind, desto dramatischer gestaltet sich meist der Verlauf.
Es ist einsichtig, daß Patienten, die der Kategorie 1a angehört haben, gefährdeter sind als solche, die der Kategorie 1 entstammen.
Nur sorgfältige klinische Überwachung (Beobachtung der Thoraxexkursionen, gewissenhafte Auskultation), wiederholte Versuche, den Inspirationsdruck (Zugvolumen) zu senken und die Ausatemzeit zu verlängern, sowie relativ häufiges Röntgen der Thoraxorgane (Suche nach Zeichen der Überblähung), können dem Patienten in diesem Stadium optimale Chancen geben. Wenn möglich sollte von IMV oder IDV Gebrauch gemacht werden.
Auch jetzt sollte das Zugvolumen 10 ml/kg KG nicht überschreiten. Ist die Erkrankung besonders schwer (z. B. Membransyndrom Stad. IV, Schwangerschaftsdauer unter 29 Wochen, schwere konnatale Pneumonie), so ist die therapeutische Breite der Beatmungsparameter so gering, daß Komplikationen trotz sorgfältiger Beobachtung eintreten können.
Um die klinische Überwachung zu erleichtern, seien einige (nicht unbedingt streng wissenschaftliche) Beobachtungshilfen genannt:
1. Abschätzen des Zugvolumens: Thoraxexkursionen sollen etwas größer erscheinen als bei Spontanatmung eines gleichgroßen, gesunden Kindes.
2. Abschätzen einer ausreichend langen Ausatemzeit: Unmittelbar vor Beginn der nächsten Einatmung soll kein Atemgeräusch mehr zu hören sein. Manche Respiratoren (A4) haben einen Indikator für die Ausatemströmung. Dieses Instrument sollte vor Beginn der nächsten Inspiration Null oder zumindest fast Null anzeigen. Wird ein Wasserschloß zur PEEP-Erzeugung verwendet, so sollten unmittelbar vor Beginn der nächsten Einatmung keine Gasperlen mehr austreten (diese Beobachtung gilt nicht für Continuous-flow-Geräte).
3. Klinisches Kriterium für beginnende Überblähung: Benötigt ein Kind zu Beginn der Beatmung sehr hohe FiO_2 und fällt der Bedarf an FiO_2 innerhalb weniger Stunden stark ab, so besteht die Gefahr einer erheblichen Überblähung. Es ist dann oft günstiger, den Beatmungsdruck (evtl. auch den PEEP) zu reduzieren und die FiO_2 zu steigern. In den ersten Tagen schaden FiO_2-Werte zwischen 0,6 und 0,85 weniger als große Lungendehnungen.
4. Röntgenologisches Zeichen der Überblähung (eines unter vielen): Wenn eben möglich, sollte die Beatmung so geführt werden, daß die Zwerchfelle nicht tiefer stehen als Rippe 10.

Die Beatmung kann mit druckkonstanten, besser aber mit volumenkonstanten Geräten vorgenommen werden (dringende Voraussetzung: gute IMV oder IDV-Einrichtung).

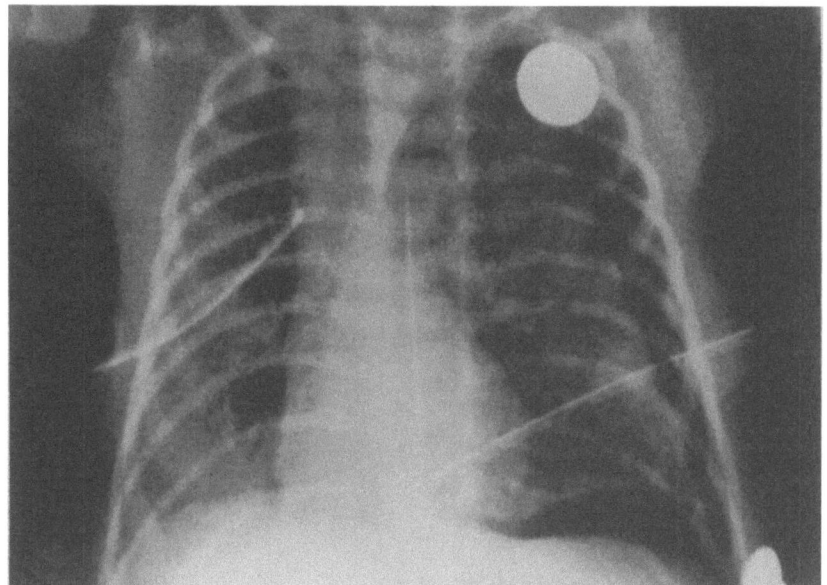

Abb. 77. Schwerste Überblähung mit Pneumothoraces nach IMV - Beatmung bei dyspnoischem Patient

Die Einatemzeiten liegen auch hier wieder zwischen 0,5 und 0,7 s (jenseits der Neugeborenenzeit bis 1 s), die Ausatemzeiten sollten - wo immer möglich - nicht unter 1,5 s sein. Auch jetzt betrage der Spitzenflow nicht mehr als 1-2 l/min/kg KG, sonst ist mit Verteilungsstörungen zu rechnen.

Kategorie 3 und 4

Krankheitswert haben hier vor allen Dingen die Verteilungsstörungen, z. T. verursacht durch stenosierende Prozesse im Bronchialsystem. Davon sind auch die großen Luftwege (Abb. 78-80) betroffen. Wegen der gleichzeitig bestehenden Bronchomalazie (vgl. Abb. 79 mit Abb. 80), sind die exspiratorischen Widerstände (und Zeitkonstanten) wesentlich größer als die inspiratorischen. Wie am Modell zur Verteilungsstörung (s. S. 29 ff.) gezeigt wurde, muß die Beatmung dem Kompartiment (bzw. bei der realen Lunge den Kompartimenten) mit der größten Zeitkonstante angepaßt werden. Es resultieren Einatemzeiten von ca. 1 s und Ausatemzeiten bis zu 5 s und mehr (bei kontrollierter Ventilation!). Volumenkonstante Beatmung mit endinspiratorischer Pause ist obligat. Das Zugvolumen kann, besonders bei Kindern, die inzwischen einige Monate alt geworden sind, 15 ml/kg KG betragen oder auch geringfügig darüber liegen.

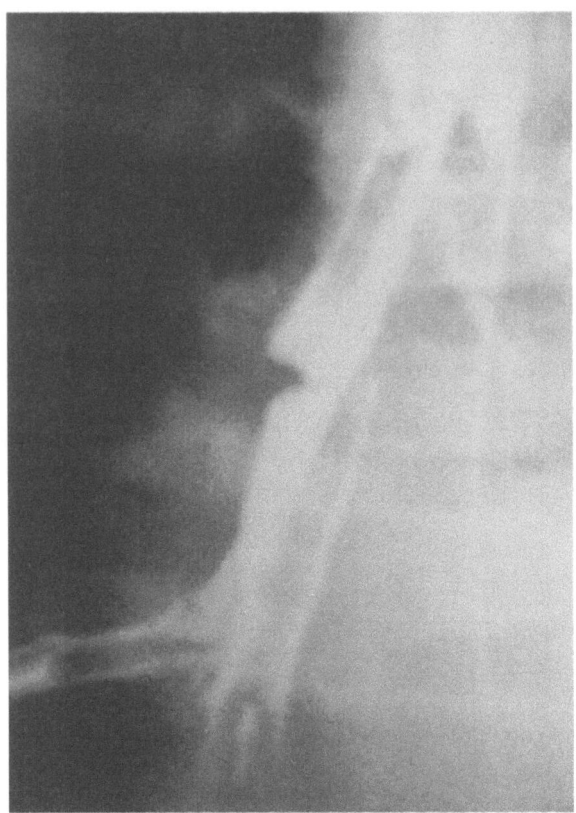

Abb. 78. Stenose des rechten Hauptbronchus

Die extremen Maschineneinstellungen werden von den schon etwas älteren Patienten bisweilen nicht sehr gut toleriert. Bei Unruhezuständen ist es deshalb notwendig, sich mit den Kindern zu beschäftigen und versuchen, sie zu beruhigen (streicheln, Thorax beklopfen, ruhig auf sie einreden). Vorübergehend kann man das Minutenvolumen durch Erhöhen der Ventilationsfrequenz steigern, doch darf nicht vergessen werden, nachdem das Kind ruhiger geworden ist, die Frequenz wieder zu reduzieren. In Extremfällen kann tiefe Sedierung und Relaxierung für einige Tage notwendig werden.
Ist ein guter Triggermechanismus für assistierte Beatmung vorhanden, sollte dieser genutzt werden. Er erlaubt dem Patienten, vereinzelt assistierte Zyklen auszulösen; manche Kinder scheint das zu beruhigen.
Für das Weaning ist nach eigener Erfahrung IDV günstiger als IMV.
Die Beatmungsbehandlung bei schwerer BPD kann sehr lange dauern (in

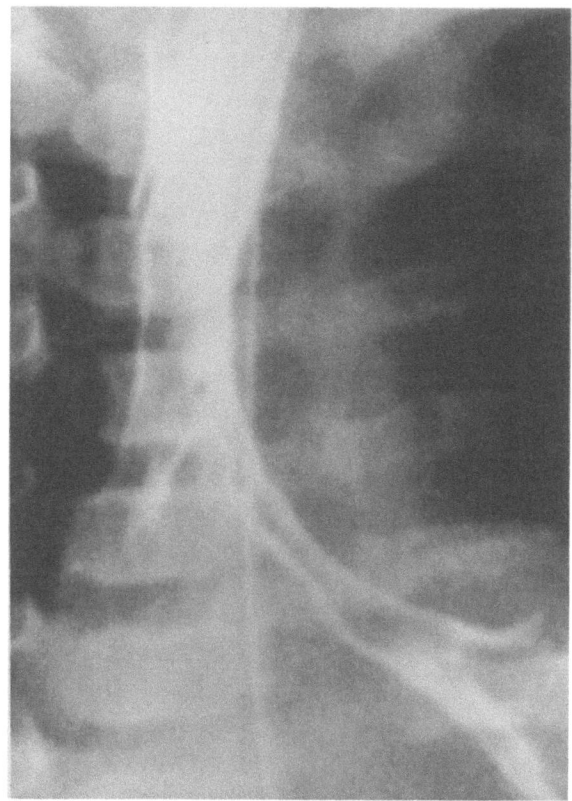

Abb. 79. Subtotaler Kollaps des linken Unterlappenbronchus während der Exspiration

der Regel einige Monate, im ungünstigsten Fall Jahre!). Bei optimierter Beatmung ist die Prognose aber relativ gut, so daß großer therapeutischer Einsatz absolut berechtigt ist.

2.2.2 Die Zweifrequenzbeatmung

Angesichts der guten Erfahrungen, die mit IMV bei dafür geeigneten Patienten gemacht werden, wurde ein ähnliches Ventilationsmuster auch für solche Kinder entwickelt, denen IMV wegen der Schwere der Erkrankung (z. B. Zugehörigkeit zur Kategorie 1 a) nicht zugemutet werden kann.
Besonderes Kriterium der IMV ist, daß die Ventilation über 2 Arten von Atemzyklen erfolgt:
1. Relativ hochfrequente, niedrigamplitudige (spontane) Zyklen, und

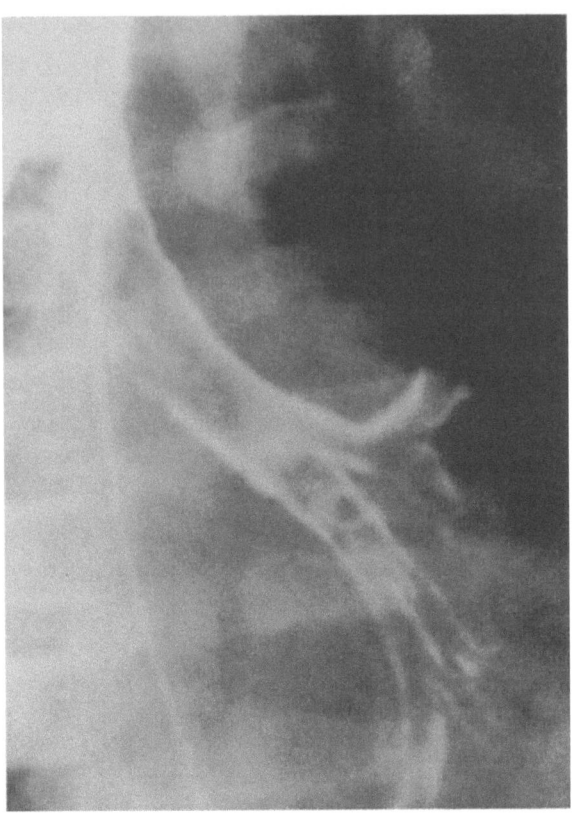

Abb. 80. Der gleiche Bronchus wie in Abb. 79 während der Einatmung

2. relativ niederfrequente, höheramplitudige (maschinelle) Zyklen. Soll bei kontrollierter Beatmung ein ähnliches Ventilationsmuster realisiert werden, so muß die Maschine neben den üblichen relativ niederfrequenten, höheramplitudigen Zyklen auch die relativ hochfrequenten, niedrigamplitudigen (den spontanen Zyklen entsprechenden) Atemzüge erzeugen.

Methode: Beim ersten Versuchsaufbau wird hinter das Ausatemventil eines üblichen Continuous-flow-Babyrespirators (Langsamläufer) ein weiteres Ausatemventil geschaltet, das von einem höherfrequenten (75–200 Zyklen/min) Impulsgenerator (Schnelläufer) angesteuert wird. Das 2. Versuchsgerät ist ein A4-Respirator, bei dem durch Modifikation des Steuerprogramms die Schnelläuferzyklen vom gleichen Impulsgenerator geliefert werden wie die Langsamläuferzyklen. Schnell- und Langsamläufer arbeiten unsynchronisiert, so daß die Frequenzen beider Generatoren unabhängig voneinander eingestellt werden können. Der A 4 besitzt eine Blockiereinrichtung, die verhindert, daß sich eine langsame Einatmung auf eine schnelle aufpfropft. Deshalb können auch die langsamen Atemzyklen – im Gegensatz zum ersten Gerät – volumenkonstant sein.

Erfahrungen: Das Zweifrequenzverfahren wurde bisher bei 62 schwerstkranken Kindern eingesetzt. Die Diagnosen sind: Membransyndrom Stadium III und IV, extreme Unreife, schwerste Mekoniumaspiration, konnatale Pneumonie, Mendelsohn-Syndrom (Aspiration von saurem Magensaft mit nachfolgender massivster Lungenschädigung). Etwa 80% der Patienten überlebten (auch das Kind mit dem Mendelsohn-Syndrom).
Am häufigsten werden Patienten der Kategorie 1a und sehr unreife Kinder mit dem neuen Verfahren beatmet. Typischerweise liegen die Drücke beim Langsamläufer zwischen 15 mbar und 20 mbar und beim Schnelläufer zwischen 8 mbar und 10 mbar. Vorübergehend kommen in besonderen Situationen Abweichungen von diesen Werten vor. Gebräuchliche Frequenzen sind:
Schnelläufer: Inspirationszeit = 0,15 bis 0,3 s
                Exspirationszeit = 0,20 bis 0,5 s
Langsamläufer: Inspirationszeit = 0,50 bis 0,7 s (bis 1 s)
                Exspirationszeit = 1,50 bis 10,0 s
Überblähungen treten auch bei schwerstem Ausgangsbefund kaum auf. Die Inzidens von Pneumothoraces liegt bei ca. 15%. Treten Pneus auf, so steht die extrapulmonale Luft nicht unter Spannung, der Zustand der Kinder bleibt daher relativ gut. Eine bronchopulmonale Dysplasie entsteht selten und dann nur in milder, rasch reversibler Form.
Erstaunlich, da primär nicht erwartet, ist, daß die zweifrequentbeatmeten Kinder (trotz der zunächst sehr schweren Erkrankung) sehr selten Hirnblutungen haben.

Bemerkung: Das Verfahren hat sich sowohl bei Lungen mit kleinen wie bei solchen mit großen Zeitkonstanten bewährt. Hinweise auf die Theorie des Verfahrens werden in der Diskussion gegeben (S. 121 ff.). Die Methode ist noch relativ neu. Lungenmechanische Messungen werden zur Zeit vorgenommen, die Ergebnisse können hier aber noch nicht demonstriert werden.

3 Diskussion

3.1 Diskussion der Methodik

3.1.1 Meßplatz und Lungenmodell

Der Meßplatz mit Druckwandler, Flowmesser und Volumenintegrator stellt eine Weiterentwicklung bekannter Anlagen dar, die nach dem Prinzip der offenen Spirografie arbeiten [38, 86, 87, 99]. Die eigenen Entwicklungen (z. B. Driftkompensation) beeinflussen die bekannten Fehlerquellen der offenen Spirografie nicht [52, 55]. Auch das Lungenmodell wird in Kenntnis bekannter Geräte [99] aufgebaut. Beim Modell zur Verteilungsstörung lehnt sich der Autor an eine Anordnung an, die von Norlander [62, 77] angegeben wird. Bei der Dimensionierung des Modells (auch der Strömungswiderstände) wird darauf geachtet, daß für Compliance und Resistance Werte eingestellt werden können, die an den verschiedenen Patienten ermittelt werden.

3.1.2 Meßwertverarbeitung

Keines der hier angegebenen Verfahren liefert absolut richtige Werte. Es werden vielmehr numerische Größen erhalten, die geeignet sind, den Zustand der Lunge zu beschreiben und danach die Therapie (Wahl der Beatmungsparameter) auszurichten. Kurz diskutiert werden soll hier die Nullinienfindung (Driftkompensation) (s. S. 11) und das Äquiresistanceverfahren (s. S. 14).

Nullinienfindung

Hier wird die Annahme gemacht, daß Ein- und Ausatemvolumen gleich sind. Für das Lungenmodell stimmt das, für die reale Lunge nicht ganz. Die Annahme gleicher Ein- und Ausatemvolumina muß aber gemacht werden, da sonst die Verrechnung der Meßwerte nicht möglich ist. Der durch diese Annahme gemachte, unvermeidliche Fehler ist klein (einige Prozent).

Äquiresistanceverfahren (Kurve der gemittelten Alveolardrücke)

Es werden gleiche Ein- und Ausatemwiderstände angenommen. Das ist sicher in den wenigsten Fällen korrekt, besonders bei den hier vorgestellten Patienten. Es kann aber gezeigt werden, daß der gemittelte Widerstandswert durch diese Annahme nicht verfälscht wird.

Ferner ist zu bedenken, daß nur kleine Änderungen des angenommenen mittleren Alveolardrucks die errechnete Resistance für Ein- und Ausatmung (gegensinnig) stark beeinflussen. Aus diesem Grund kann damit gerechnet werden, daß der gemittelte Alveolardruck mit einer Genauigkeit von $+-20\%$ angegeben werden kann. Bei Beatmung mit geringem in- und exspiratorischem Flow (Ausatemstenose) liegen die Tubusdruckwerte dicht zusammen. Der dazwischen liegende Alveolardruck wird dann mit einer Genauigkeit von sicherlich $+-10\%$ von dem Algorithmus ermittelt.

Es ist aber bei aller „Genauigkeit" zu bedenken, daß der gemittelte Alveolardruck eine Kenngröße der Lunge ist, die die tatsächlichen Druckverhältnisse nur näherungsweise beschreibt.

Interpretation der Meßwerte

Die lungenphysiologischen Werte werden unter den jeweiligen Ventilationsbedingungen erhalten. Sie sind also dynamisch und nicht statisch. Eine Beurteilung der Pulmo ist somit nur möglich, wenn bei verschiedenen Beatmungsparametern gemessen wird (besonders bei unterschiedlichen Beatmungsfrequenzen). Ein Beispiel dafür ist das Modell zur Verteilungsstörung (S. 29 ff.). Bei Beatmung mit hoher Frequenz hat es eine kleine Resistance und Compliance. Aufgrund dieser Ergebnisse scheint Beatmung mit hoher Frequenz und großen Drücken sinnvoll zu sein. Erst nach Frequenzreduktion wird erkannt, daß die Verhältnisse ganz anders sind, und nur eine niederfrequente Ventilation zu einer gleichmäßigen Be- und Entlüftung führt.

Die reale Lunge reagiert noch viel empfindlicher als das Modell zur Verteilungsstörung (s. S. 29 ff.). Bei der Planung und Interpretation der Messungen muß auch auf das oft vorhandene hysteresisähnliche Verhalten der Lunge Rücksicht genommen werden.

3.2 Diskussion der Versuche am Lungenmodell (vgl. S. 9 f.)

Bei der Interpretation der Lungenmodellversuche ist zu berücksichtigen, daß hier eine starke Vereinfachung der tatsächlichen Verhältnisse vorliegt. Werden also Zustände der realen Lunge simuliert, haben die Ergebnisse vorwiegend qualitativen Charakter.

Die Belüftung

Auch die sog. volumenkonstanten Respiratoren ändern ihr Zugvolumen in Abhängigkeit von der Compliance. Welche Folgen das für den Patienten haben kann, soll das folgende Rechenbeispiel zeigen.

Lungencompliance bei der Aufnahme	– 0,3 ml/mbar
Maschinencompliance	– 1,3 ml/mbar
Am Gerät eingestelltes Zugvolumen	– 75,0 ml
Beatmungsdruck	– 45,0 mbar
Frequenz	– 40 Zyklen/min
Am Patienten wirksames Zugvolumen	– 15,0 ml
Atemminutenvolumen	– 600,0 ml
Gewicht des Kindes	– 2,0 kg

Nach einigen Stunden ist bei unveränderter Maschineneinstellung die Compliance des Kindes auf 2 ml/mb gestiegen. Es ergeben sich jetzt folgende Werte:

Compliance der Lunge	– 2,0 ml/mbar
Maschinencompliance	– 1,3 ml/mbar
Eingestelltes Zugvolumen	– 75,0 ml
Beatmungsdruck	– 22,5 mbar
Frequenz	– 40 Zyklen/min
Am Patienten wirksames Zugvolumen	– 45 ml (!)
Atemminutenvolumen	– 1800 ml (!)
Gewicht des Kindes	– 2,0 kg

Das Beispiel zeigt, daß das Zugvolumen auch bei sog. volumenkonstanter Ventilation erheblich steigen kann. Dabei ist die innere Compliance des Gerätes nicht einmal sehr groß (Servo 900 B). Trotz des Beatmungsdruckabfalles in scheinbar ungefährliche Bereiche ist mit einem Pneumothorax zu rechnen.

Es kann eingewendet werden, daß ein Minutenvolumen von 1800 ml zu einer massiven Überventilation führt, die spätestens bei der Blutgaskontrolle auffällt. Beim vorliegenden Beispiel ist aber noch nicht berücksichtigt, daß bei der angenommenen Frequenz und dem resultierenden Zugvolumen die Lunge während der Ausatmung nicht ausreichend entlüftet wird und soweit überbläht wird, daß die Compliance wieder abnimmt.

Für ein Gerät wie den A4 erhält man in dem obigen Beispiel günstigere Werte, doch wäre die Volumenkonstanz erst bei einer Maschinencompliance von 0,2 ml/mbar und weniger befriedigend. Der Aufbau eines solchen Gerätes, so wünschenswert es wäre, ist aber nicht einfach.

Auf jeden Fall sind die volumenkonstanten Maschinen, bezogen auf das Rechenbeispiel, günstiger als die druckkonstanten (vgl. S. 33 ff.).

Eine sinnvolle Einstellung vorausgesetzt, bleibt das Zugvolumen der volumenkonstanten Maschinen nahezu gleich, wenn sich die Resistance ändert (vgl. S. 19). Daher sind diese Geräte bei der Beatmung von Lungen mit großen, bisweilen stark wechselnden Widerständen (BPD) den druckkonstanten Ventilatoren eindeutig überlegen (S. 83 ff.).

Die Entlüftung

Zur Ventilation sind Be- und Entlüftung erforderlich. Während die Belüftung aktiv vorgenommen wird, erfolgt bei der Respiratorbehandlung die Entlüftung passiv.

Die Größe des Exspirationsflows hängt theoretisch vom Alveolardruck und den Widerständen ab. Bei gleichbleibender Resistance hat der Ausatemflow den Verlauf einer e-Funktion. Er ist zu Beginn der Exspiration hoch und nähert sich im zeitlichen Verlauf asymptotisch der Nullinie. Die vollständige Entlüftung dauert daher vergleichsweise lange.

Die zur Ausatmung erforderliche Zeit ist proportional zum Produkt

$T = R \cdot C$ (vgl. S. 28).

Der Wert „T" (Zeitkonstante) hat die Größenordnung „s", wenn „R" (Resistance) in „mbar·s/l" und „C" (Compliance) in „l/mbar" angegeben wird. Erst wenn die Exspirationszeit 4mal so groß wie „T" ist, ist die Entlüftung ausreichend. Bei kürzerer Ausatemzeit steigt von Zyklus zu Zyklus das Restvolumen und damit der Druck im Lungenmodell (bzw. in der realen Lunge). Aufgrund des höheren Drucks steigt der Exspirationsflow. Bei einem bestimmten Druck ist der Flow so hoch, daß Ein- und Ausatemvolumen wieder gleich sind (vgl. S. 25 ff.).

Von einigen Autoren wird die Verkürzung der Ausatemzeit (bis zu Atemzeitverhältnissen weit über 1:1) empfohlen [126, 127]. Die lange Einatemzeit soll eine gleichmäßige Belüftung bewirken, während die kurze Exspirationszeit letztlich zur PEEP-Erzeugung dient. Vorübergehend kann bei schwerem Membransyndrom tatsächlich eine drastische Besserung erreicht werden. Bei einer länger dauernden Beatmung wird aber mit wachsender Zeitkonstante der Lunge eine massive Überblähung eintreten. Da die Compliance der Atemnotsyndromlungen mit wachsender Blähung stark abnimmt (vgl. S. 59 ff.), braucht der bedrohliche Zustand nicht einmal bemerkt zu werden.

Versuche am Modell zur Verteilungsstörung (vgl. S. 29 f.)

Auch dieser Aufbau stellt noch eine grobe Vereinfachung der tatsächlichen Verhältnisse dar. Doch hat er 2 Eigenschaften, die auch in der realen Lunge gefunden werden können.

1. Es existieren Lungenkompartimente, die über unterschiedliche Resistances an die „Trachea" angeschlossen sind [19, 77].

2. Es findet eine gegenseitige Beeinflussung der einzelnen Abschnitte statt.
Zu Punkt 1 ist kein Kommentar erforderlich, Punkt 2 dagegen bedarf der Erläuterung. Beide Abschnitte des Modells werden über eine gemeinsame Stenose mit Gas versorgt. Da zu Beginn der Ein- bzw. Ausatmung ein großer Gasstrom zum bzw. vom „gesunden" Behälter fließt, erfolgt ein relativ großer Druckabfall an der gemeinsamen Stenose. Dadurch wird aber der Flow zum „kranken" Kompartiment behindert. Die Interferenz entsteht nur beim Vorliegen einer Strömung in der „Trachea", ist also dynamisch. Bei der realen Lunge kann solch eine Störung auch statisch sein. Ein stark überblähter Lungenabschnitt komprimiert die umgebenden Anteile (vgl. S. 92 ff.).
Wie im experimentellen Teil beschrieben, hängen die Meßwerte für Compliance und Resistance stark von der Art der Beatmung ab. Nur bei Beatmung mit geringer Frequenz und inspiratorischer Pause können beide Abschnitte gleichmäßig ventiliert werden. Bemerkenswert ist, daß ein Teil des Inspirationsvolumens zunächst in den „gesunden" Abschnitt fließt und von dort in den „kranken" gelangt. Dieser Effekt ist um so größer je höher während der reinen Insufflationsphase der Flow ist. Zwar sind auch in diesem Fall am Ende des Inflation hold beide Kompartimente gleichmäßig belüftet, doch treten vorübergehend am „gesunden" Abschnitt Druckspitzen auf, die einer realen Lunge durchaus gefährlich werden können. Das ist einer der Gründe, weswegen auch bei Beatmung mit endinspiratorischer Pause der Einatemflow nicht zu hoch zu wählen ist. Außerdem hat die reale Lunge die unangenehme Eigenschaft, daß Verteilungsstörungen, die durch einen zu großen Flow während der Insufflationsphase entstehen, nicht vollständig in der endinspiratorischen Pause ausgeglichen werden (eigene Messungen und Beobachtungen).
Steigt die Beatmungsfrequenz, so geht die Ventilation im poststenotischen („kranken") Kompartiment gegen Null, der Druck in diesem Abschnitt nähert sich dann dem Beatmungsmitteldruck. Da bei der realen Lunge die Stenosen wegen der Weichheit des Bronchialsystems exspiratorisch wirksamer sind als inspiratorisch (vgl. Abb. 78–80) wird im ungünstigsten Fall der Druck im poststenotischen Abschnitt (oder Abschnitten) nahezu den Beatmungsspitzendruck erreichen. Die daraus resultierenden Folgen kann man sich unschwer ausmalen.
Betrachtet man das Modell zur Verteilungsstörung theoretisch, so ist zu erkennen, daß 2 Kompartimente mit unterschiedlicher Zeitkonstante miteinander zu einem Gesamtsystem verknüpft sind. Das Kompartiment mit großer Zeitkonstante ist die „kranke Lunge", das mit der geringen Zeitkonstante die „gesunde Lunge". Es wurde oben gezeigt, daß die mechanischen Eigenschaften des Modells (Compliance und Resistance) stark atemfrequenzabhängig sind. Diese Aussage darf umgekehrt werden. Wird an einem System eine Frequenzabhängigkeit seiner Charakteristika festge-

stellt, so sind in diesem System 2 oder mehr Kompartimente mit unterschiedlicher Zeitkonstante miteinander verknüpft. Für die Lunge heißt das: Sind Compliance und Resistance stark atemfrequenzabhängig, so enthält die Lunge 2 oder mehr Kompartimente, deren Zeitkonstanten unterschiedlich sind. Bei zu hochfrequenter Ventilation ist mit Verteilungsstörungen zu rechnen.
Bei der Diskussion der Zweifrequenzbeatmung (S. 121 f.) wird noch erwähnt werden, daß das mechanische Verhalten der Lunge nicht nur von der Beatmungsfrequenz, sondern auch von der Größe des Zugvolumens abhängt.

Die assistierte Beatmung (vgl. S. 46 ff.)

Diese Beatmungsform soll dem Patienten die Möglichkeit geben, sein Minutenvolumen durch Änderung der Spontanatmungsfrequenz zu variieren.
Die Versuche am Modell und die Beobachtungen am Patienten zeigen, daß unter klinischen Bedingungen die Triggerempfindlichkeit und vor allen Dingen die -antwortzeit schlechter ist als die Nettotriggerempfindlichkeit und -antwortzeit.
Bei drucksensiblen Systemen muß der Patient zur Erzeugung des erforderlichen Unterdruckes erstens sein Thoraxvolumen vergrößern und zweitens das Gasvolumen im Respirator verdünnen. Das tatsächlich aufzubringende Volumen ist somit von der Patientencompliance und von der Gerätecompliance (innere Compliance) abhängig. Es ist zwar anzunehmen, daß Patienten mit großer Compliance leichter eine Vergrößerung des Thoraxvolumens aufbringen als solche mit kleiner Volumendehnbarkeit. Hat der Patient aber zusätzlich eine hohe Resistance, also eine große Zeitkonstante, kann es lange dauern, bis sich der Unterdruck vom Intrathorakalraum bis zum Sensor der Maschine mitgeteilt hat.

Zahlenbeispiel

Resistance	– 200,0 mbar · s/l
	(= 0,2 mbar · s/l)
Maschinencompliance	– 1,3 ml/mbar
Intrathorakaler Druck	– 1,5 mbar
Resultierender Flow	– 7,5 ml/s
Triggerempfindlichkeit	– 1,0 mbar
Zeit bis im Respirator der Unterdruck 1 mbar ist	– 173,0 ms

Diese 173 ms sind noch zur Triggerantwortzeit zu addieren. Das Beispiel wird noch ungünstiger, wenn man berücksichtigt, daß die Vergrößerung des Thoraxvolumens ebenfalls Zeit braucht. Bei einer Compliance von 2 ml/mb sieht das Rechenbeispiel wie folgt aus:

Compliance	– 2,0 ml/mbar
Geschwindigkeit der Volumenzunahme im Thorax	– 30,0 ml/s ($=1,8$ l/min)
erforderliche Volumenzunahme	– 3,0 ml
Benötigte Zeit	– 100,0 ms

Auch diese Zeit ist zur Nettotriggerantwortzeit zu addieren. Es vergehen somit seit Beginn der Einatembemühung 343 ms. Diese Zeit ist in aller Regel zu lang.

Günstiger verhält sich das flowsensible System des A 4. Doch tritt auch hier eine Verschlechterung unter patientennahen Bedingungen ein.

Beispiel:

Compliance	– 2,00 ml/mb
Resistance	– 200,00 mbar·s/l
Erforderlicher Flow	– 1,70 ml/s ($=0,1$ l/min)
Erforderlicher intrathorakaler Druck	– 0,34 mbar
Erforderliche Vergrößerung des Thorax	– 0,68 ml
Geschwindigkeit der Volumenzunahme	– 30,00 ml/s ($=1,8$ l/min)
Hierzu notwendige Zeit	– 23,00 ms
Nettotriggerantwortzeit	– 90,00 ms
Gesamtzeit	– 113,00 ms

An die Zahlenbeispiele sind keine zu großen Anforderungen hinsichtlich der Genauigkeit zu stellen. Sie sollen nur qualitativ demonstrieren, warum sich das Triggerverhalten eines Respirators unter klinischen Bedingungen erheblich von den Prospektangaben unterscheiden kann.

Mit der klinischen Beobachtung stimmt ferner gut überein, daß das flowempfindliche System des A4 der druckempfindlichen Einrichtung des Servo überlegen ist, obwohl die Nettowerte des Servo gar nicht so ungünstig erscheinen.

Bei allen Systemen treten Probleme auf, wenn der Patient einzuatmen beginnt, bevor die Lunge hinreichend entlüftet ist. Er muß dann schon erhebliche Anstrengungen unternehmen, um die Luftströmung in der Trachea umzukehren und den Trigger zu aktivieren. Prinzipiell bietet diese Eigenheit der assistierten Beatmung einen gewissen Schutz vor Überblähungen. Das sollte man aber nicht ausnutzen, da eine solche Beatmung für den Patienten eine Quälerei ist und außerdem zu unkontrollierbaren intrapulmonalen Drucken führt.

Fazit: Bei Patienten mit kleiner pulmonaler Zeitkonstante und funktionstüchtigem Atemzentrum kann mit einem guten Gerät und ausreichender Erfahrung des Therapeuten vorteilhaft assistiert beatmet werden. Bei großer pulmonaler Zeitkonstante (verursacht durch große Widerstände) ist die assistierte Ventilation meist wenig sinnvoll. Es kann allerdings günstig sein, wenn der Patient bei vorwiegend kontrollierter Beatmung vereinzelt einen Maschinenatemzug assistiert auslösen kann. Die assistierte Beatmung ist zu beenden, wenn Schwierigkeiten gleich welcher Ursache auftreten.

IMV und IDV (vgl. S. 53 ff.)

Diese Therapieformen, die eigentlich zweifrequente Ventilationsmuster sind (vgl. S. 107 ff.), haben heutzutage große Bedeutung (besonders IMV). Die Versuche und die Messungen am Kind zeigen, daß IMV, so wie es an den meisten Babyrespiratoren („continuous flow") realisiert ist, große zusätzliche Widerstände verursacht. Das stört vorwiegend größere Kinder. IDV hat diesen Nachteil nicht (sofern es richtig an das Kind angepaßt wird) und bietet ferner den Vorteil, daß der Patient sein Atemminutenvolumen stärker variieren kann als bei IMV.

3.3 Diskussion der Patientenmessungen (vgl. S. 59 ff.)

Die Interpretation der am Patienten erhaltenen Meßwerte wurde bereits bei der Vorstellung der einzelnen Patienten und auch bei den Lungenmodellversuchen und deren Diskussion vorgenommen. Die Bedeutung der Messungen für die Therapie wurde im Kapitel 2.2.1 ausführlich erwähnt. Hier sollen nur kurz die interessantesten Ergebnisse diskutiert werden. Wichtigstes Ergebnis ist, daß sich die lungenmechanischen Werte der hier untersuchten Patientengruppe im Lauf einer Langzeitbeatmung stetig, bisweilen sehr rasch ändern.

Kategorie 1 und 1a

In der Regel haben Kinder der Kategorie 1 und 1a (vgl. S. 102) eine niedrige Compliance. Während die Kategorie 1 keine nennenswert vergrößerte Resistance hat, ist dieser Wert bei der Kategorie 1a deutlich erhöht. Für diese Widerstandserhöhung wird das Vorhandensein eines interstitiellen Lungenödems verantwortlich gemacht. Wahrscheinlich können auch die intraalveolären hyalinen Membranen neben der Blockade des AAF Anstiege der Resistance verursachen. In der Kategorie 1 beherrscht der einfache Mangel an Antiatelektasefaktor den Lungenzustand, während in der

Kategorie 1a tiefgreifende Gewebsschäden (Folge von Zirkulationsstörung, Hypoxie und Azidose) mit erheblichen Störungen der Gefäßwandpermeabilität krankheitsbestimmend sind. Die Prognose der Kinder aus der Kategorie 1a ist grundsätzlich schlechter einzuschätzen als die der Kategorie 1.
Vergleicht man die Kategorie 1 und 1a mit der röntgenologischen Einteilung des Membransyndroms, so entspricht die Kategorie 1 dem Membransyndrom Stadium I und II. Zur Kategorie 1a dagegen gehören die Patienten mit Membransyndrom Stadium III und IV. Diese Vergleichbarkeit ist aber nur gegeben, wenn die Kinder in der ersten Lebensstunde unter adäquater Beatmung geröntgt werden.
Es ist einsichtig, daß die Lungen der Kategorie 1a ganz erhebliche Ähnlichkeit mit der Schocklunge des größeren Kindes und Erwachsenen haben.
In den ersten Stunden bis Tagen steigt die Compliance. Die Patienten gehören zur Kategorie 2.

Kategorie 2

Der Anstieg der Compliance ist zwar grundsätzlich günstig, doch ist oft auch die Resistance größer geworden. Das gilt besonders dann, wenn die Kinder der Kategorie 1a angehört haben. Wird die Änderung der Lungenmechanik nicht bemerkt – und das kann durchaus schwierig sein – sind massive Lungenüberblähungen (Abb. 83) mit den einschlägigen Komplikationen die Folge. Bedacht werden muß auch, daß die Lungen durch die Gewebsschäden und das interstitielle Ödem ausgesprochen zerreißlich sind.
Atemzugvolumina über 10 ml/kg KG und/oder unzureichende Entlüftung sind eventuell fatal. Selbst wenn das Auftreten von extraalveolärer Luft letztlich beherrscht werden kann, so begünstigt doch eine chronische Überblähung das Auftreten der BPD. Seitdem ein so schonendes Beatmungsmuster wie die Zweifrequenzbeatmung (bei besseren Kindern IMV/IDV) zur Verfügung steht, ist die BPD selbst bei Kategorie-1a-Kindern sehr selten geworden.
Eine besonders üble Komplikation, die bei Kindern dieser Kategorie auftreten kann, ist das akute interstitielle Emphysem. Das Kind, dessen Thoraxröntgenbild in Abb. 81 dargestellt ist, wurde versehentlich kurzzeitig mit zu hohem Druck mit einem Beutelbeatmer ventiliert. Der beidseitige Pneumothorax konnte mittels Drainage therapiert werden, das massive Emphysem führte innerhalb von 90 min zum Tod.
Bemerkenswert ist das bereits bei den Patientenmessungen erwähnte hysteresisähnliche Verhalten der Lunge. Nach Änderung der Maschineneinstellung (namentlich des PEEP) vergehen bis zu 30 min bis die Lungen-

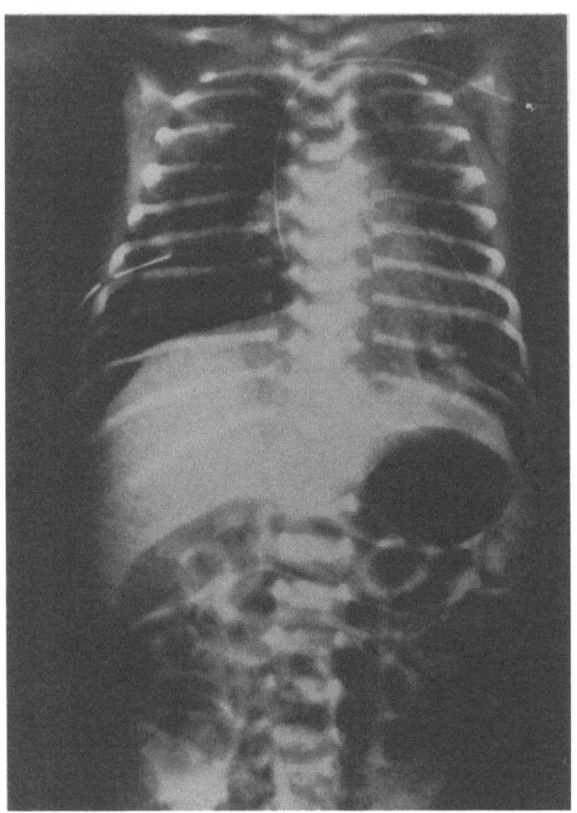

Abb. 81. Pneumothoraces beiderseits und ausgeprägtes interstitielles Emphysem nach Applikation zu hoher Beatmungsdrücke (bei forcierter Beutelbeatmung)

werte konstant bleiben. Betrachtet man nur die Ausatmung, so heißt das, daß bis zu 30 min vergehen können, bis die Lunge den Füllungszustand hat, der dem entsprechenden expiratorischen Druck entspricht. Solange dieses Verhalten durch einen langsamen Alveolarkollaps bzw. im umgekehrten Fall durch ein allmähliches Wiederöffnen der Lungenbläschen entsteht, besteht keine Gefahr. Schlimm ist, wenn dieses Phänomen Ausdruck extrem hoher Widerstände ist (in dieser Gruppe Gewebswiderstände, verursacht durch Ödem und/oder Schädigung der elastischen Fasern). Auch bei scheinbar korrekter Beatmung ist die Überblähung nicht mehr aufzuhalten. Wie stark die elastischen Eigenschaften der Lunge meist geschädigt sind, zeigt ihr Verhalten beim Pneumothorax. Statt zu kollabieren nimmt sie nur wenig an Volumen ab (Zuckerhutphänomen). Obwohl die Lungen zur Überblähung neigen, kann bei der Beatmung auf PEEP nicht verzichtet werden. Er beträgt etwa 1–3 mbar. So gering der PEEP hier angegeben wird, so ist er dennoch unentbehrlich. Wahrscheinlich verhindert er die stärkere Ausbildung eines intraalveolären Ödems, das sich bei einigen Patienten unter ZEEP-Beatmung einstellt und dann durch Störung des Antiatelektasefaktors zur Complianceverringerung, zum Alveolarkollaps und zum Anstieg intrapulmonaler shunts führt. Die Abb. 84 stammt von einem Kind, das während einer Herzkatheteruntersuchung längere Zeit ohne PEEP ventiliert wurde.

Nicht immer ist der Verlauf so schwer. In günstigen Fällen erholen sich die Kinder und können mit IMV (IDV) vom Respirator entwöhnt werden.

Die Kategorien 3 und 4

Hierzu gehören die Kinder mit bronchopulmonaler Dysplasie. Formal entsprechen diese beide Kategorien dem röntgenologischen Stadium III und IV nach Northway.

Hauptproblem für diese Kinder sind die hohen Widerstände und die daraus resultierenden Verteilungsstörungen. Wie bereits erwähnt, sind auch die großen Bronchien mit in den Krankheitsprozeß einbezogen (s. Abb. 78). Die Schäden an den Alveolen haben dagegen bei günstiger Ventilationstechnik weniger Einfluß auf das Krankheitsbild.

Auch bei den Kindern mit BPD kann bisweilen ein hysteresisähnliches Verhalten der Lungen gesehen werden. Entweder gibt es auch hier interstitielle Ödeme (z. B. Entzündungsvorgänge) oder die massiven bronchialen Veränderungen bewirken dieses Verhalten der Pulmo (vgl. S. 92 ff.).

3.4 Diskussion der Konsequenzen für die Beatmungsführung

Dieser Abschnitt wird beim ‚Vergleich der eigenen Arbeiten mit den Ergebnissen anderer Autoren' (S. 123 ff., S. 136 ff.) diskutiert werden.

3.5 Diskussion der Zweifrequenzbeatmung (vgl. S. 107 ff.)

Hier können, da das Verfahren noch recht neu ist, nur kurze Hinweise gegeben werden.

In ganz allgemeiner Form lauten die hier angegebenen Beatmungsrichtlinien:
1. Die Ventilationsfrequenz muß der Zeitkonstante der Lunge angepaßt sein.
2. Das Atemzugvolumen soll im Bereich von 10 ml/kg KG liegen.

Punkt 1 braucht nicht weiter erläutert zu werden, zu Punkt 2 ist zu sagen, daß es bei der üblichen, kontrollierten oder assistierten Dauerbeatmung nicht gelingt, mit kleineren Tidal volumes als 10 ml/kg KG zu arbeiten; die CO_2-Elimination und die Oxygenation werden dann ungenügend. Die schlechte CO_2-Abgabe entsteht dadurch, daß das Zugvolumen im Vergleich zum Totraum zu klein wird, die mangelhafte Sauerstoffaufnahme hat ihre Ursache in einem zunehmenden Alveolarkollaps, bedingt durch die zu kleine Blähung der Lunge.

Die Zweifrequenzbeatmung scheint diesen Regeln entgegenzustehen. Für die Lunge gilt aber, wie für alle frequenzabhängigen Systeme, daß ihr Verhalten gegenüber eingeprägten Signalen (hier des Zugvolumens) nicht nur von der Frequenz des Signals, sondern auch von dessen Amplitude abhängt. Mit anderen Worten, bei Beatmung mit kleinen Zugvolumina (ca. 3–5 ml/kg KG) können höhere Frequenzen appliziert werden, als bei Ventilation mit hohen Tidal volumes.

Nun erfüllt aber die Zweifrequenzbeatmung den oben genannten Punkt 2 (Zugvolumen ca. 10 ml/kg KG) nicht. Die Erfahrung hat aber gezeigt, daß nicht jeder Atemzug das genannte, relativ große Zugvolumen haben muß. Es reicht, wenn nur in bestimmten zeitlichen Abständen „große" Atemzüge der relativ hochfrequenten, niedrigamplitudigen Ventilation überlagert werden. Damit ist man fast beim „uralten" Konzept der Seufzerbeatmung, die schon vor 20 Jahren bekannt war. Der scheinbar geringe, aber eminent wichtige Unterschied ist, daß die höheramplitudigen Atemzyklen wesentlich häufiger als bei der alten „sight ventilation" verabreicht werden.

4 Vergleich der eigenen Arbeiten mit den Ergebnissen anderer Autoren

In den vergangenen Abschnitten wurde in erster Linie über die eigenen Arbeiten berichtet. In den folgenden Kapiteln sollen nun diese Ergebnisse mit entsprechenden Mitteilungen in der Literatur verglichen werden. Dabei wird zunächst auf die Charakteristika der Beatmungsmaschinen (Therapiegeräte) und anschließend auf die Untersuchungen am Patienten eingegangen. Den Abschluß bildet die Besprechung der unterschiedlichen Beatmungskonzepte.

4.1 Diskussion über den hier verwendeten Respirator

Lemburg [99] stellt eine Reihe von Forderungen für einen „idealen Respirator" auf. Dieser Pflichtenkatalog, der in vielen Punkten mit den eigenen Vorstellungen und Forderungen kongruent ist, enthält Postulate für die therapeutischen Möglichkeiten, die Sicherheit, die Handhabung und die Diagnostik. Hier sollen nur die Forderungen für die therapeutischen Möglichkeiten betrachtet werden. Sie lauten:

1. Hohe Präzision der Atemvolumenapplikation (genaue Volumenüberwachung in In- und Exspirationsphase, genaue Regelung, kleines inneres Kompressionsvolumen).
2. Atemfrequenz exakt bis 80/min einstellbar (genau messende Zeitglieder, hohe Leistungsreserven, kleines inneres Kompressionsvolumen).
4. Atemzugvolumen exakt einstellbar von 5 ml–500 ml, (genaue Meß- und Anzeigegeräte für das Volumen, kleines inneres Kompressionsvolumen).
7. Möglichkeit zur Beatmung mit erhöhter Atemmittellage (CPPV), mit verkehrtem Atemzeitverhältnis bis 2:1, Seufzeratemzüge, (exaktes PEEP-Ventil ohne Wasserschloß-Hygiene!), inspiratorische Verschlußzeit (-pause), inspiratorisches Druckplateau.
8. Möglichkeit, die Strömungskurve des Einatemgases während der Inspiration nach Belieben zu verändern (geeigneter Antrieb des Respirators, geeignete Steuerung der Inspirationsströmung, Steuerprogramm).
9. Möglichkeit zur kontrollierten und assistierten Beatmung, (hohe Triggerempfindlichkeit, kleines inneres Volumen, volumen- und druckkonstante Beatmung) [99].

Es wird hier eine Maschine gefordert, die unabhängig von der Größe des Kindes eine weitgehend volumenkonstante Ventilation ermöglicht und of-

fenbar auch bei druckkonstantem Betrieb, den Therapeuten über die Größe des applizierten Zug- und Minutenvolumens informiert.
Der erste Schritt in diese Richtung wurde von Keuskamp mit der Konstruktion des AIV (Amsterdam Infant Ventilator) getan [86-88]. Dieses Gerät, das die Stammutter der heute so beliebten (continuous-flow) Maschinen geworden ist, wurde primär für die volumenkonstante Ventilation entwickelt. Die Möglichkeit zur druckkonstanten Beatmung ist beim AIV konstruktives Nebenprodukt, weil ein solches Gerät zwingend ein Sicherheitsventil braucht.
Beim A4 (jetziges Baumuster A4/7) ist im Gegensatz zu den neueren Produkten der Industrie der Gedanke der volumenkonstanten Ventilation konsequent weiterentwickelt worden.
Weil außer Patienten mit kleiner pulmonaler Zeitkonstante (Kategorie 1 und 1a: frisches Atemnotsyndrom, Schocklunge) [48, 54, 56, 57, 76, 90, 91, 96, 134, 145] auch Kinder mit großer pulmonaler Zeitkonstante (Kategorie 2, 3 und 4, vgl. S. 102 f.) und ausgeprägter Ventilationsstörung (Kategorie 3 und 4) behandelt werden müssen, sind beim Bau eines Respirators Grundsätze zu berücksichtigen, die in der Erwachsenenmedizin schon seit Jahren anerkannt sind [33, 79, 106, 107], und auch von Lemburg [99] in Punkt 7 und 8 seines Pflichtenheftes gefordert werden. Dazu gehört die Beatmung mit endinspiratorischer Pause und die Möglichkeit, den Verlauf des inspiratorischen Flows zu beeinflussen. Die Forderung, den Einatemflow modulieren zu können, ist bei der Beatmung von Säuglingen umstritten [99]. Auch bei der Ventilation von Erwachsenen wird sie nicht unbedingt gefordert [147].
Ein sinusoider Flow kann evtl. bei schweren Verteilungsstörungen eine vorübergehende Druck- (richtiger Volumen-) Überlastung der relativ „gesunden" Kompartimente verhindern [24, 25]. Beatmung mit sinusoidem Flow würde übrigens die scheinbar widersprechenden Forderungen unterschiedlicher Autoren erfüllen. Während einerseits ein akzelerierender Flow als günstig angesehen wird [79], kann andererseits nachgewiesen werden, daß ein dezelerierender Flow mit inspiratorischer Pause Vorteile hat [106]. Zur Zeit sind aber die Vorteile einer Flowmodulation so wenig gesichert, daß es kaum gerechtfertigt erscheint, eine derart aufwendige Einrichtung für einen Respirator zu fordern.
Lemburg fordert für seinen „idealen Respirator" eine hohe Volumenkonstanz [99]. Eine ähnliche Forderung hat auch Keuskamp [87, 88]. Der A4 erfüllt diese Forderung gut, sofern sich die Atemwiderstände des Patienten ändern, bei Variation der Compliance bleibt das an den Kranken verabreichte Zugvolumen nicht so konstant. Um hier günstigere Werte zu erreichen, müßte die Maschinencompliance auf etwa 0,2 ml/mb reduziert werden. Das ist durchaus möglich, doch wird dann das Beatmungsschlauchsystem so kurz, daß damit im klinischen Betrieb Probleme entste-

hen. In diesem Zusammenhang erscheinen die von Lemburg [99] gemessenen Maschinencompliances sehr klein. Die Verwendung so kurzer Schläuche ist am Prüfstand leichter zu realisieren als am Krankenbett. Bei einem Respirator, dessen Maschinencompliance nicht zu vernachlässigen ist, macht die (patientenferne) Atemvolumenmessung Probleme, da immer zu große Werte gemessen werden. Sowohl der A4 als auch der Servo haben sehr brauchbare elektronische Volumenmesser, die aber aus diesem Grund nicht genau sein können. Will man Punkt 1 und 4 des Pflichtenheftes erfüllen, sind Sonderkonstruktionen erforderlich, was technisch zwar möglich, aber relativ aufwendig ist.

Die Ausatmung erfolgt bei beatmeten Patienten passiv gegen Atmosphärendruck (ZEEP) oder gegen einen erhöhten Druck (PEEP). Dabei entstehen bisweilen recht hohe Spitzenflows. Es ist aber schon lange bekannt, daß hohe exspiratorische Strömungsgeschwindigkeiten zu einer dynamischen Kompression und einem Kollaps der intrathorakalen Luftwege führen können [44]. Selbst bei Patienten ohne Obstruktion scheinen sehr hohe exspiratorische Peakflows ungünstig zu sein [7, 79].

Der A4 kann daher bei Vorliegen entsprechender Erkrankungen (z. B. Ventilstenosen im Bereich der Bronchusabgäng) (vgl. Abb. 78–80) mit einer Ausatemstenose versehen werden. Entsprechend der Angabe von Nordström [79, 116] muß der Exspirationswiderstand bei hohen Flows stark wirksam sein, während er bei niedrigen Flows möglichst wenig Einfluß haben soll. Im Gegensatz zum Servo 900B wird dazu keine besondere Regeleinrichtung verwendet, sondern ein einfacher Strömungskörper, dessen Widerstand proportional zum Quadrat des Flows ist.

Zur PEEP-Erzeugung besitzt der A4 standardmäßig ein Wasserschloß (andere Einrichtungen sind möglich und auch erprobt). Ein solches Wasserschloß wird bisweilen aus hygienischen Gründen abgelehnt [99]. Der Verfasser kann sich dieser Meinung nicht anschließen, zumal dieser mögliche Nachteil durch Zusatz eines geeigneten Desinfektionsmittels vermieden werden kann. Der Vorteil des Wasserschlosses ist allerdings, daß das Auftreten von Luftblasen ein guter Indikator für die Exspirationsströmung ist (vgl. S.104).

Fast alle PEEP-Einrichtungen erhöhen den Ausatemwiderstand. Bei kontrolliert-assistierter Beatmung stört das nicht, wohl aber bei IMV und CPAP. In diesen Betriebsarten arbeitet der A4 wie die üblichen Babyrespiratoren, und hat damit auch diesen Nachteil. In der Betriebsart IDV, in der die Maschine einen Gasstrom nur bereit stellt, wenn der Patient ihn benötigt, verursacht das Schlauchsystem keinen zusätzlichen Widerstand.

Eine sehr vorteilhafte IMV-Einrichtung ist in Abb. 82 dargestellt. Ähnliche Einrichtungen sind bereits veröffentlicht worden [17, 102]. Die Anlage arbeitet problemlos bei Patienten aller Altersklassen. Das System kann an

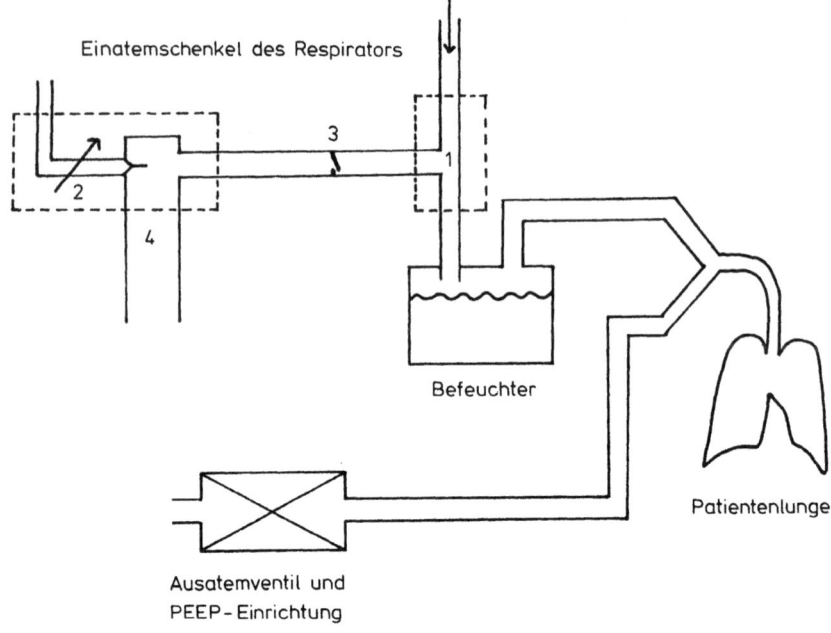

Abb. 82. IMV-Zusatz für Respiratoren beliebiger Bauart.
1 T-Stück im Einatemschenkel des Respirators,
2 regelbare Frischgasquelle,
3 Rückschlagventil,
4 Positivventuri zur Erzeugung eines geringen Überdruckes am Ausgang der Frischgasquelle

jeden Respirator angeschlossen werden, ohne dessen Charakteristik zu verändern. Da ein nennenswerter Gasflow nur fließt, wenn der Patient einatmet, verursacht die Einrichtung nur minimale zusätzliche Widerstände.
Kurze Funktionsbeschreibung: Im Einatemteil des Respirators befindet sich ein T-Stück *(1)*. Mit dem freien Schenkel des T-Stückes ist eine Frischgasquelle *(2)* verbunden, deren Druck etwas über dem am Respirator eingestellten PEEP liegt. Ein zwischen T-Stück und Frischgasquelle geschaltetes Rückschlagventil *(3)* verhindert ein Ausströmen von Gas während der maschinellen Atemzüge. Der Überdruck der Frischgasquelle wird bei der Vorrichtung des Autors mit einem Positiv-Venturi-Rohr *(4)* erzeugt.
Wirkungsweise:
1. Maschinelle Beatmung.
   Mit Beginn der Einatmung schließt sich Ventil 1, und der Atemzyklus verläuft wie ein normaler maschineller Atemzug.

2. Spontanatmung.
Aufgrund des geringen Druckgefälles zwischen PEEP-Ventil und Frischgasquelle 2 fließt ein geringer Gasstrom durch die Atemschläuche. Atmet der Patient ein (verringert also den Druck am Tubusanschluß), so verstärkt sich der Frischgasstrom in dem Maß, wie es der Patient benötigt. Atmet der Patient aus, geht der Frischgasstrom fast auf Null.
Ein erheblicher konstruktiver Aufwand wird beim A4 für den Aufbau der Triggereinrichtung betrieben. Das geschieht u. a. in Kenntnis der Forderungen von Epstein [34]. Diese Baugruppe wird später diskutiert.
Mit Ausnahme der oszillierenden Beatmung [6, 40, 41] können die z. Z. gebräuchlichen Beatmungsmuster der Pädiatrie [10, 111, 132] mit dem A4 realisiert werden. Neuerdings erlaubt er auch die Zweifrequenzbeatmung (vgl. S. 108).
Der Respirator A4 erfüllt zwar nicht den gesamten Pflichtenkatalog für den „idealen Respirator" [99] doch konnten einige Schritte in die angegebene Richtung unternommen werden.
Eine Weiterentwicklung ist wünschenswert, aber nur möglich, wenn in der Pädiatrie erkannt wird, daß Respiratoren für die kleinen Kinder nicht weniger aufwendig und vielseitig sein dürfen wie ihre Pendants in der Erwachsenenmedizin (UV 1, Servo 900 C, ERICA, EV-A).

Vermessung der Respiratoren

Umfangreiche Vermessungen von Respiratoren, die in der Pädiatrie gebräuchlich sind, werden u. a. von Keuskamp [86, 87] und Lemburg [99] durchgeführt. Beim Vergleich der eigenen Werte mit denen von Lemburg (betrifft den Servo 900 B) fällt auf, daß die eigenen Werte höher liegen. Dafür gibt es folgende Gründe: einerseits werden bei den Messungen relativ lange Schlauchsysteme verwendet (so wie am Patientenplatz), und außerdem werden die kompressiblen Gasvolumina nicht direkt gemessen, sondern aus der Änderung des Zugvolumens in Abhängigkeit von der Patientencompliance errechnet. In diese Kenngröße geht neben den kompressiblen Gasvolumina auch der Einfluß des Beatmungsdrucks auf die Flowdosier- oder -regeleinrichtungen ein. Setzt man z. B. die von Lemburg [99] gefundenen Werte für Druck oder Volumen bei Beatmung mit unterschiedlichen Lungencompliances in die eigene Formel ein, so erhält man für die Maschinencompliance des Servo statt 0,66 ml/mbar 0,86 ml/mbar. Der noch bestehende Unterschied zu den eigenen Werten hat seinen Grund in den unterschiedlichen Abmessungen des verwendeten Schlauchsystems. Im Rahmen der vorliegenden Untersuchungen dient der Begriff „Maschinencompliance" lediglich als Maß dafür, wie stark das Zugvolumen durch Variation der Patientencompliance beeinflußt wird.

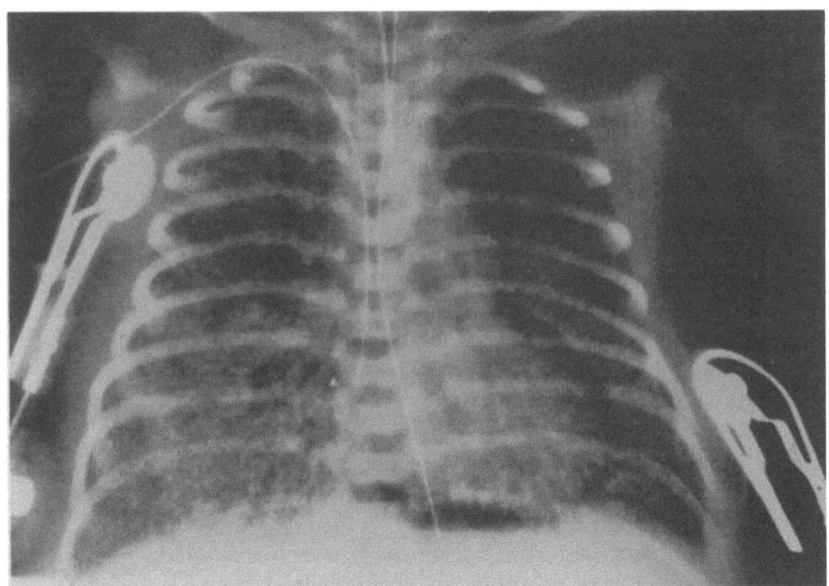

Abb. 83. Erhebliche Überblähung mit interstitiellem Emphysem und kleinem Pneumoperikard. (Beatmungsdauer ca. 24 h)

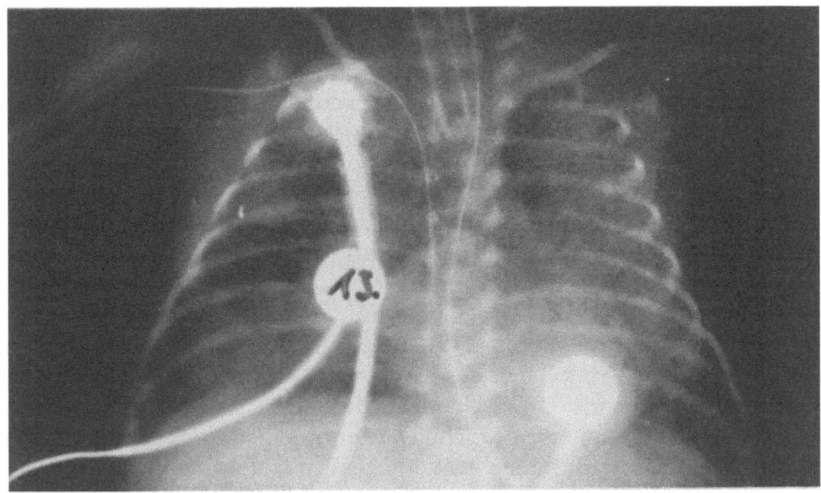

Abb. 84. Zunehmende Verdichtung der Lunge bei Beatmung ohne PEEP

Untersuchung der Triggereigenschaften

Die Untersuchungen der Triggereigenschaften werden in Anlehnung an die Messungen von Epstein [34] und von Lemburg [99] durchgeführt. Dabei wird allerdings die Stimulation der Einatembemühung aufwendiger gestaltet (vgl. S. 16f.), um möglichst klinikähnliche Versuchsbedingungen zu erhalten.

Die Zahlenwerte für die Nettotriggerantwortzeit sind durchaus mit den entsprechenden Werten von Lemburg [99] vergleichbar. Für den Servo liegen zwar die eigenen Werte um 20-30% günstiger, doch liegt das wohl an kleinen Differenzen zwischen den verwendeten Respiratoren.

Triggereinrichtungen können zur Selbstauslösung (Selbsttriggerung) neigen. Dieses Phänomen entsteht durch Schwingungen der Gassäule im Schlauchsystem. Die Schwingungsneigung ist um so größer, je kleiner die Patientencompliance ist. Sie kann durch Verwendung eines Ausatemwiderstandes verringert werden.

Epstein [34] weist darauf hin, daß im klinischen Betrieb die Zeit von der sichtbaren Einatembemühung des Kranken bis zum Umschalten des Ventilators oft erheblich länger ist, als die im Labor gemessene Triggerantwortzeit. Er gibt an, daß die Atemwiderstände dafür verantwortlich sind. Diese These wird voll durch die eigenen Messungen bestätigt (vgl. S. 46ff.). Bei zu langer Triggerantwortzeit muß der Patient viel unnötige Arbeit leisten (vgl. Abb. 46b). Auch diese Beobachtung stimmt gut mit den Ergebnissen von Epstein [34] überein. Die Untersuchungen zur assistierten Beatmung haben aber auch gezeigt, daß ein flowsensibler Triggermechanismus gegenüber den üblichen druckempfindlichen Sensoren deutlich vorteilhafter ist (vgl. S. 116f.).

4.2 Die Meßergebnisse am Patienten

Vergleich der eigenen „tolerablen" Werte mit der Literatur

Es werden in der vorliegenden Arbeit für die minimale zu tolerierende Compliance ca. 0,7 ml/mb/kg KG und für die maximal zu „tolerierende" Resistance 250 mbar·s/l/kg KG (R_V) bzw. 180 mbar·s/l/kg KG (R_V) angegeben. Diese Werte sind keine Normalwerte sondern Werte, bei denen Spontanatmung möglich ist, sofern nicht andere Gründe dies verhindern (zentrale Atemstillstände, zu großer Totraum). In der Regel müssen beide Bedingungen erfüllt sein.

Da die eigenen Werte unter Beatmung ermittelt werden, ist ein direkter Vergleich mit den bei Spontanatmung gefundenen Werten in der Literatur nicht ganz zulässig. Auf der anderen Seite ist bei einer nur mäßigen Einschränkung der Lungenfunktion der Einfluß der Meßtechnik auf das Ergebnis nicht so stark wie bei schwer veränderter Pulmo (vgl. Tabelle 24). Der eigene Grenzwert für die Compliance ist etwa halb so groß wie die von vielen Autoren [1, 20, 21, 22, 30, 47, 49, 56, 85, 125, 126, 130, 139] gefundenen Volumendehnbarkeiten gesunder Neugeborener. Allerdings gibt es auch niedrigere Angaben [150].

Bei den Widerstandsangaben bestehen in der Literatur größere Unterschiede. Sie reichen für die pulmonale Resistance (mit R_V vergleichbar) von etwa 26 mbar·s/l [21, 22, 121, 122, 139] bis etwa 100 mb·s/l [5]. Dabei fällt auf, daß die Meßwerte bei den unterschiedlichen Neugeborenen eines Autors recht different sind. Läßt man einmal die Ergebnisse von Beardsmore [5], die auch wegen anderer Besonderheiten nicht so plausibel erscheinen, außer acht, so liegen die Mittelwerte der meisten Autoren zwischen 25 mbar·s/l bis 50 mbar·s/l [1-4, 9, 28, 29, 105, 119, 123, 138, 150]. Die Zahlen gelten für reife Neugeborene, deren Gewicht zwischen 2,5 kg und 3 kg liegt. Der eigene Grenzwert ist somit ungefähr doppelt so hoch wie die Resistance eines normalen Neonaten. Das ist erstaunlich, denn ein spontan atmender Patient toleriert problemlos einen zusätzlichen Atemwiderstand von etwa 50 mbar·s/l [51] (vgl. Abb. 48b). Eine solche Zusatzresistance ist bekanntlich ein auf CPAP oder IMV geschalteter Respirator. Im Gegensatz zu vorgeschalteten Widerständen, tritt aber bei erhöhter pulmonaler Resistance meist eine ‚uneven ventilation' auf. Diese Verteilungsstörung wird durch die hohe Spontanatemfrequenz solcher Kinder noch verstärkt.

Für R_V finden sich keine Vergleichswerte, weil die Methode zu ungebräuchlich ist. Bekanntlich wird hierbei die Resistance über die Zeit gemessen, während der ein Flow fließt (bei Spontanatmung – Zykluszeit). Eine Zeitmittelung wird allerdings auch bei der Widerstandsmessung mittels eingeprägter Oszillationen (FD 5 Verfahren von Siemens) vorgenommen. Hier gibt es Literaturangaben [137, 146]. Es werden Resistances von 50 mb/s/l (Mittelwert von Ein- und Ausatmung) angegeben [137] und 69 mbar·s/l für die Inspiration sowie 97 mbar·s/l für die Exspiration [146].

Die Ergebnisse von Srikasibhanda [137] (seine Kinder wiegen im Mittel 2,5 kg) sind ungefähr halb so groß wie die eigenen Grenzwerte für R_V. Ob die numerische Vergleichbarkeit von R_{os} und R_V dadurch kommt, daß etwas Ähnliches gemessen wird oder rein zufällig ist, kann noch nicht entschieden werden. Bei Betrachtung der Funktionsweise der Oszillationsmethode erscheint eine Vergleichbarkeit der beiden Verfahren plausibel.

Patienten der Kategorie 1 und 1a (vgl. S. 102)

Systematische atemmechanische Untersuchungen an beatmeten Neugeborenen und Säuglingen sind nicht sehr häufig beschrieben [49, 59, 133,

134]. Lungenmechanische Werte von spontan atmenden, sehr kranken Kindern [21, 22, 150, 151] mit den unter Beatmung erhaltenen lungenmechanischen Meßergebnissen zu vergleichen, ist vorwiegend aus 2 Gründen nicht möglich:
1. werden gerade bei sehr kranken Lungen die mechanischen Werte durch die Beatmung stark verändert, und
2. atmen die Kinder wegen ihrer Dyspnoe meist so unregelmäßig, daß wirklich verläßliche Werte für Resistance und Compliance kaum zu erhalten sind.

So erhält Cook [22] bei 2 schwerkranken Kindern mit Atemnotsyndrom eine Schwankungsbreite für die Resistance von 0–104 mbar·s/l bzw. 0–27 mbar·s/l. Solche Werte sind nicht sehr plausibel. Auch die eigenen Messungen an dyspnoischen, spontan atmenden Kindern befriedigen in ihrer Reproduzierbarkeit nicht. Das liegt letztlich an der wechselnden Atemmittellage. In diesem Fall versagen die lungenphysiologischen Auswertealgorithmen.

Die Werte von Yu et al. [150] bilden eine gewisse Ausnahme. Seine Kinder mit Atemnotsyndrom sind offenbar nicht so schwer krank. Die dynamische Compliance ist zwar mit 0,4 ml/mbar/kg KG deutlich erniedrigt, jedoch ist die Resistance der Kinder mit 40 mbar·s/l nicht höher als die des gesunden Vergleichskollektivs.

Im Gegensatz zu Messungen an spontan atmenden Patienten (besonders wenn sie schwerkrank sind) zeigen die an beatmeten Kranken erhaltenen Ergebnisse eine wesentlich größere Reproduzierbarkeit. Das ist nicht verwunderlich, da der Respirator – besonders wenn er volumenkonstant arbeitet – eine sehr uniforme Ventilation bewirkt.

Ein direkter Vergleich der eigenen Meßwerte mit der Literatur ist aus den oben erwähnten Gründen problematisch. Immerhin deckt sich der eigene Befund, daß beim Atemnotsyndrom die Compliance erniedrigt ist, mit den Ergebnissen anderer Autoren [20, 45, 53, 54, 75, 90, 98, 134]. Das gilt sowohl (trotz der erwähnten Einschränkungen) für die Messungen an spontan atmenden Kindern [22, 150, 151] als auch für die unter statischen Bedingungen erhobenen Befunde von Simbruner [134]. Aber auch die physikalischen und histologischen Untersuchungen an Leichenlungen sprechen eindeutig für eine Verringerung der Compliance beim Atemnotsyndrom [89, 113, 115, 144, 145].

Simbruner [134] stellt unter anderem fest, daß in seinem Kollektiv Kinder mit einer Compliance unter 0,5 ml/mbar nicht überlebten. Diese Angabe bezieht er nicht auf das Körpergewicht. Bei den eigenen Patienten dürfte eine ähnliche Schwelle bei etwa 0,2 ml/mbar–0,3 ml/mbar liegen. Der Unterschied zwischen den beiden Angaben liegt daran, daß Simbruner [134] angenähert statisch mißt, die eigenen Werte aber unter dynamischen Bedingungen erhalten werden.

Zur Resistance der Patienten mit Atemnotsyndrom macht Yu [150] Angaben. Seine (spontan atmenden) Patienten haben sehr geringe Widerstände und dürften somit der hier vorgestellten Kategorie 1 entsprechen. Andere Autoren [6, 83, 131] geben zwar keine Meßwerte an, beschreiben aber Patienten, die sich unter extremen Beatmungsmustern erholen. So berichtet Reynold [125, 126] über Patienten, deren Atemnotsyndrom zwar so schwer ist, daß Respiratorbehandlung notwendig ist, die sich aber unter der von ihm propagierten Beatmung mit Inspiration-:Exspirationswerten bis 3:1 und Verwendung eines nahezu rechteckigen Beatmungsdruckverlaufes gut erholen. Da er mit dieser Beatmungsmethode Erfolg hat, muß die Resistance seiner Kinder klein sein, da sonst die kurzen Ausatemzeiten zur bedrohlichen Überblähung der Lungen führen würden.

Ein Indiz für die kleine Resistance bei manchen Kindern mit Atemnotsyndrom sind auch die Erfolge, die Sedin et al. [6, 83, 131] bei ihrer höherfrequenten Beatmung erzielen. Bei hohen Widerstandswerten (und damit höherer pulmonaler Zeitkonstante), ist es nicht möglich, während der kurzen Einatemzeiten eine gleichmäßige Belüftung zu erhalten (eigene Erfahrungen mit dieser Methode).

Ähnliches trifft offenbar für einen Teil der Patienten von Spahr et al. [136] zu. Sie beatmen ihre Kinder mit Atemzeitverhältnissen von 2:1 und haben damit nach ihren Angaben Erfolg. Bemerkenswert ist, daß sie dieses Atemzeitverhältnis über eine Woche beibehalten. Die eigenen Patienten hätten eine derartige Beatmung über so lange Zeit nicht toleriert.

Im Zusammenhang mit der Kategorie 1 soll auf Untersuchungen von Keuth [89] hingewiesen werden. Er beschreibt Patienten, die zwar durchaus ein ‚respiratory distress' aber nicht das Vollbild der hyalinen Membranen haben. Es ist vorstellbar, daß diese Kinder zwar eine Erniedrigung der Compliance aufweisen (Mangel an Antiatelektasefaktor) aber noch keine Erhöhung der Atemwiderstände haben (weil noch keine Exsudation in die Alveolen und ggf. ins Interstitium eingetreten ist?).

Für die Existenz der Kategorie 1a (kleine Compliance, erhöhte Resistance) lassen sich aus unterschiedlichen Veröffentlichungen Hinweise finden. Keuth [89, 90] beschreibt, daß in Lungen mit dem Vollbild des HMS auch eine deutliche Transsudation in das Interstitium erfolgt. Wierich [145] beschreibt ebenfalls dieses interstitielle Ödem. Bei Kindern, die nur 8–10 h überlebt haben (unter Beatmungsbehandlung), findet er zusätzlich schwere Schäden an den elastischen Elementen des Lungengewebes.

Hinweise auf Schädigung des elastischen Gewebes, besonders nach einer Asphyxie finden sich auch in Veröffentlichungen von Wenner [144], Evans [36] und James [81].

Interstitielles Ödem, hyaline Membranen, evtl. auch intraalveoläres Ödem und Schädigung des elastischen Gewebes sind geeignet, die Gewebswiderstände ansteigen zu lassen. Die normalerweise elastische Lunge wird zu einem Körper mit zunehmend plastischen Eigenschaften. Die bei der Insufflation in diesen Körper eingeprägte Arbeit wird bei der Ausatmung nur unzureichend wieder abgegeben (hohe viskose Atemarbeit bewirkt meßtechnisch hohen Widerstand).

Keuth [89, 90] aber auch Wierich [145] beschreiben, daß die hyalinen Membranen auch in den Ductus alveolares pulmonis und sogar in den kleinsten Bronchiolen zu finden sind. Somit gibt es auch ein anatomisches Substrat für einen Anstieg der Strömungswiderstände.

Alle diese Veränderungen machen verständlich, daß diese Lungen beim Eröffnen des Thorax oder beim Spannungspneu nicht kollabieren. Ein vorwiegend plastischer Körper kann nicht kollabieren. Die *mangelnde Kollapsfähigkeit* entsteht *nicht* durch eine *kleine Compliance,* sondern durch eine *hohe Resistance.*

Neben der Complianceerniedrigung gehört somit die Vergrößerung der Resistance zum Vollbild des HMS.

Betrachtet man die Veränderungen der soeben beschriebenen Lungen, so stellt man eine große Ähnlichkeit mit Lungen größerer Kinder und Erwachsener fest, die ein adultes Atemnotsyndrom (Synonym: Schocklunge) [149] haben. Es wird nicht behauptet, daß beide Krankheitsbilder identisch sind, doch bieten sie sehr ähnliche pathologische Befunde. Es ist daher verständlich, daß das Vollbild der hyalinen Membranen nach Asphyxie (auch bei Reifgeborenen) häufiger auftritt als bei Kindern, die ohne diese Belastung geboren werden [50, 82, 144].

Bei der Ähnlichkeit zwischen dem Vollbild des Membransyndroms und des adulten Atemnotsyndroms ist anzunehmen, daß die Verringerung der Compliance nicht nur durch Mangel an AAF entsteht, sondern auch durch Blockade dieser Substanz. Das Material der hyalinen Membranen (Plasmabestandteile) ist dazu in der Lage.

Es soll hier darauf verzichtet werden, die sehr guten Untersuchungen über das ARDS [148, 149] zu zitieren. Aber auch diese Arbeiten stützen die eigenen Ergebnisse in der Richtung, daß bei besagten Lungen neben der Complianceerniedrigung die Resistanceerhöhung große Bedeutung hat.

Patienten der Kategorie 2 (vgl. S. 102)

Die Kategorie 2 zeichnet sich dadurch aus, daß die Compliance deutlich gestiegen ist und sich die Resistance meist noch in „tolerablen" Grenzen hält, z.T. liegt sie aber auch schon darüber. Eigentlich müßten viele dieser Kinder vom Respirator zu lösen sein. Das gelingt aber nur selten. Auffällig ist, daß einige der Kranken einen großen Totraum haben (Tabelle 25). Im Röntgenbild sind meist Zeichen der Überblähung zu erkennen.

Das mechanische Verhalten der Lungen kann mit dem eines ausgeweite-

ten Gummibandes verglichen werden. Nur bei starker Dehnung kann ein einigermaßen elastisches Verhalten erreicht werden.
In der Literatur konnten zu dieser Kategorie keine direkten Hinweise gefunden werden. Wierich [145] beschreibt allerdings Lungen, die zwar eine relativ gute Compliance haben aber schwere Schäden an den elastischen Fasern aufweisen. Dieser Zustand wurde bereits nach ca. 10 h Beatmungsbehandlung gesehen (die Arbeit wurde schon bei der Kategorie 1 a erwähnt). Der beschriebene Zustand ist mit Sicherheit viel häufiger als aufgrund der Veröffentlichungen anzunehmen ist. Dafür sprechen die zahlreichen, dem Autor mündlich mitgeteilten Beobachtungen verschiedener Therapeuten.
Klinisch ist die Kategorie 2 dadurch gekennzeichnet, daß sich die Patienten deutlich gebessert haben (kleinere erforderliche Beatmungsdrücke, geringerer Bedarf an FiO_2). Allem Anschein nach ist Spontanatmung bzw. zunächst IMV möglich. Die Kinder verschlechtern sich dann oft wieder und zeigen bisweilen schwere Komplikationen (Air leaks, Hirnblutungen, extrarenales Nierenversagen). Natürlich müssen sie dann wieder vollständig beatmet werden. Manche Therapeuten vertreten in diesen Fällen die Meinung, daß nur der günstigste Zeitpunkt der Extubation verpaßt wurde und die Fortsetzung von IMV oder auch nur tracheale CPAP-Anwendung zur Lungenschädigung geführt habe.
Der Autor hat ein derartiges Verhalten der Patienten bei seinem Kollektiv in Münster sehr viel häufiger gesehen, als bei den Früh- und Neugeborenen in Neunkirchen. Das spräche für die Beobachtung von Evans et al. [36], daß die Asphyxie das elastische Gewebe schädigen kann, und daß diese Schäden auch noch bestehen, wenn die AAF-Synthese ausreichend ist [81, 144].
Bei den Patienten in Münster waren wesentlich mehr Kinder in dem Zustand nach Asphyxie als in Neunkirchen.
Bei einigen Kindern ist auch die Wiedereröffnung eines bereits verschlossenen Ductus Botalli oder das Auftreten von pulmonalen Infekten für die Verschlechterung verantwortlich [20, 109, 114]. Seit Einsatz der Zweifrequenzbeatmung ist die Komplikationsrate von Kranken in dieser Gruppe deutlich gesunken, auch wenn sie vorher der Kategorie 1 a angehört haben.

Patienten der Kategorie 3 und 4 (vgl. S. 103)

Die Patienten dieser Kategorie entsprechen formal weitgehend dem Stadium III und IV der bronchopulmonalen Dysplasie [117]. Allgemein wird die Meinung vertreten, daß bei der bronchopulmonalen Dysplasie die Compliance verringert sei [14, 15, 100, 101, 103, 151]. Einige Autoren beschreiben auch einen Anstieg der Resistance. Zusätzlich werden Verteilungsstörungen angegeben [14–16, 151]. Hinsichtlich der funktionellen Residualkapazität sind die Angaben unterschiedlich. Bei Verwendung der He-Verdünnungsmethode wird ein Abfall der Residualkapazität gefunden, während bei ganzkörperplethysmographischen Messungen Anstiege zu erkennen sind. Für die z.T. erhebliche Vergrößerung der funktionellen Residualkapazität sprechen die Röntgenbilder vieler Kinder mit BPD.

In bezug auf die Resistanceerhöhung stimmen die eigenen Messungen mit einigen Literaturmitteilungen überein [14–16, 100, 103, 151]. Hinsichtlich der Compliance scheint eine gewisse Diskrepanz zu bestehen. Es ist aber zu bedenken, daß die eigenen Messungen während sehr niederfrequenter Beatmung durchgeführt werden, während die Literaturergebnisse in aller Regel an spontan atmenden Kindern gefunden werden. Die spontanen Atemfrequenzen liegen aber deutlich höher als die Beatmungsfrequenzen der eigenen Patienten. Wegen der Neigung zu schweren Verteilungsstörungen [143] fällt die dynamische Compliance erheblich mit steigender Ventilationsfrequenz [12, 14–16, 97, 146]. Das zeigen auch die eigenen Messungen (Modell zur Verteilungsstörung S. 29 ff.; Kind Stefan D. S. 92 ff.). Insofern bestätigen die Untersuchungen von Bryan [14–16] die eigenen Ergebnisse.

Bei Betrachtung der massiv überblähten Lungen [12, 13, 152], der Verkleinerung der FRC bei der He-Verdünnungsmethode und Anstieg dieses Meßwertes bei der Ganzkörperplethysmographie bleibt als Erklärung nur, daß die BPD-Lungen zur Ausbildung von großen Trapped-air-Bezirken neigen.

Diese Tatsache stützt die eigenen Ergebnisse, die besagen, daß die Resistanceerhöhung bei der bronchopulmonalen Dysplasie gegenüber der Complianceerniedrigung die dominierende Rolle spielt. Wohlgemerkt, die Compliance ist zwar niedriger als bei gesunden Kindern, aber davon ist der Patient nicht so schwer krank.

Diese Annahme hat eine wichtige Konsequenz. Wenn es eine Ventilationsform bei diesen Patienten gibt, die zu höheren Compliancewerten führt als sie bisher angenommen wurden, so bedeutet das, daß

1. der Zustand großer Teile der Lunge (besonders elastisches Gewebe und Alveolen) nicht so schlecht ist, wie teilweise angenommen wird,
2. eine Möglichkeit vorhanden ist, den Zustand der Überblähung durch geschickte Wahl der Beatmungsparameter zu verringern,
3. die Autoren recht haben, die annehmen, daß die bronchopulmonale Dysplasie ausheilen kann [15].

Die unter Punkt 3 genannte Aussage wird in eindrucksvoller Weise durch 10 eigene Patienten bestätigt, die schwerste Formen der bronchopulmonalen Dysplasie überlebten. Die Beatmungszeiten waren dabei max. 3 Jahre [73, 84].

4.3 Diskussion des Beatmungskonzeptes (vgl. S. 103 ff.)

So schwierig es ist, in der Literatur wirklich brauchbare lungenphysiologische Werte bei beatmeten Neugeborenen zu erhalten, so reichhaltig sind die veröffentlichten Beatmungsregime.
Es werden prinzipiell folgende Verfahren empfohlen:
1. Niederfrequente, kontrollierte Beatmung. Frequenz ca. 15-30 Zykl/min, relativ hohe Drücke [10].
2. Mittelfrequente Beatmung, Frequenz ca. 30-60 Zyklen/min [17, 104, 120].
3. Höherfrequente Beatmung, Frequenz ca. 60-150 Zyklen/min [37, 83, 131].
4. Hochfrequenzbeatmung, Frequenz über 150 Zyklen/min (bis 1800! Zyklen/min, unterstützte Diffusion) [18, 40, 41].
5. IMV mit möglichst geringer Maschinenfrequenz, maschinelle Frequenz unter 15 Zyklen/min [102, 111, 132].
6. Kombination von IMV und Oszillationsbeatmung [11].

Bis auf Punkt 4 und 6 haben alle Verfahren größere Verbreitung gefunden. Hinsichtlich der Ein- und Ausatemzeiten bzw. des Atemzeitverhältnisses differieren die Empfehlungen ebenfalls. Um nur 2 Extreme zu nennen: Reynold [125-127] beatmet seine schwer atemgestörten Kinder mit extrem kurzen Ausatemzeiten, um einen Alveolarkollaps zu verhindern. Sedin u. a. [37, 83, 131] dagegen benutzen bei ihrer höherfrequenten Ventilation sehr kurze Inspirationszeiten (ca. 20% vom Atemzyklus). Erfolge, insbesondere in den ersten Tagen der Ventilationsbehandlung, werden von allen Autoren glaubhaft angegeben.

Frantz u. a. [40, 41] weisen an einer - allerdings kleinen Zahl - von Frühgeborenen nach, daß grundsätzlich mit einer Oszillationsbeatmung (f 15-30 Hz, entsprechend 900-1800 Zyklen/min) ein offenbar ausreichender Gasaustausch erreicht werden kann. Die Methode hat zwar noch keine große Verbreitung erlangt, jedoch hat die Fa. Stephan bereits einen für die Hochfrequenzbeatmung geeigneten Respirator gebaut.

Um den Wert der Methode hinreichend würdigen zu können, müßten größere Erfahrungen damit vorliegen. Außerdem wäre es erforderlich, Meß- und Auswertverfahren zu entwickeln, mit denen die Wirkung der Oszillationsbeatmung auf die Lunge untersucht werden kann.

Obwohl die in der Lunge wirksamen Spitzendrücke gering sind, beobachtet Frantz [41] nach längerer Oszillationsbeatmung Lungenüberblähungen. Aus diesem Grund verwenden einige Geräte einen exspiratorischen Sog. Wie diese Art der Beatmung bei großer Zeitkonstante der Lunge und Verteilungsstörungen eine gleichmäßige Belüftung bewirken soll, ist dem Autor unklar. Ein interessantes Beatmungsmuster ist die Kombination von Oszillationsbeatmung und IMV [11]. Grundsätzlich erblickt man darin eine gewisse Ähnlichkeit mit dem eigenen Zweifrequenzbeatmungsmuster. Die Erfolge, die in der obengenannten Veröffentlichung [11] demonstriert werden, sind aber nicht sehr überzeugend. Bei kritischer Durchsicht der Arbeit fällt allerdings auf, daß die Autoren sehr belastende Beatmungsparameter verwendet haben. Es ist durchaus möglich, daß sich das Verfahren optimieren läßt und dann zu besseren Ergebnissen führt.

Bei der niederfrequenten IMV, die von Shutack und Shaffer, Schober und Müller und anderen [93, 102, 111, 132, 133] propagiert wird, übernimmt der Patient einen Teil der Atemarbeit. Das kann, wie Shutack und Shaffer [133] zeigen, eine chronische Lungenüberblähung verhindern. Nach einem maschinellen Atemzug steigt nämlich entsprechend ihrer Messungen die funktionelle Residualkapazität, um während der spontanen Atemzüge wieder langsam zu sinken. Ähnliche Druck-Volumen-Kurven finden sich beim eigenen Patientenkollektiv (Abb. 85). Man erkennt auf diesen Diagrammen, daß den spontanen Atemzügen eine scheinbare Drift in Richtung Ausatmung überlagert ist. Das heißt, daß der Patient während der spontanen Atmung mehr ausatmet als einatmet. Das führt zu einer Verringerung der Residualkapazität.

Neueste Messungen, die aber noch zu überprüfen sind, zeigen den gleichen Effekt bei der Zweifrequenzbeatmung.

Bei dem Phänomen, das bei den Messungen am Patienten (S. 59 ff.) als hystereseähnliches Verhalten der Lunge bezeichnet wurde, handelt es sich letztlich um den gleichen Vorgang.

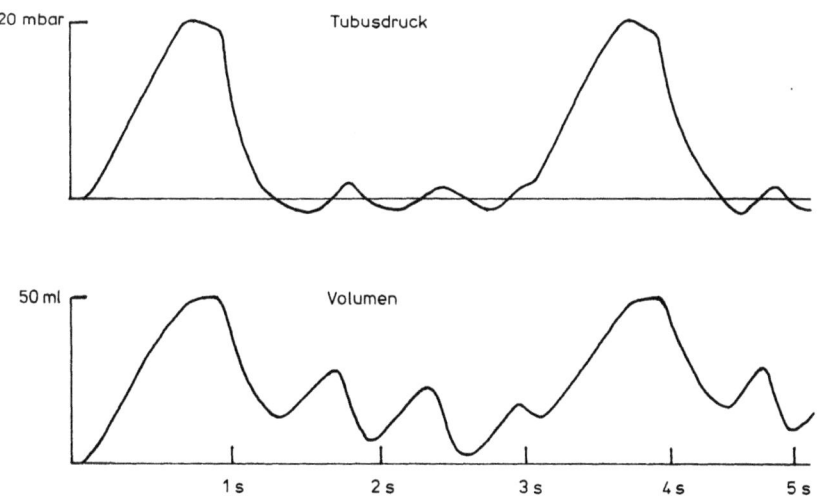

Abb. 85. Einfluß von IMV auf das Residualvolumen. Während der spontanen Atemzüge nimmt das Residualvolumen ständig ab

Sowohl die niederfrequente IMV als auch das Zweifrequenzbeatmungsmuster schonen also die Lunge dadurch, daß mögliche Überblähungen, die durch die höheramplitudigen Atemzüge entstanden sind, während der anschließenden niedrigamplitudigen Zyklen sich zurückbilden können. Absolut verlassen kann man sich bei IMV allerdings nicht auf die Abnahme der funktionellen Residualkapazität während der Spontanatmung. Dafür spricht die relativ hohe Pneumothoraxrate, die Müller et al. [112] bei ihren Patienten angaben. Auch das Verhalten der Lungen bei Zwillingen mit schwerem Atemnotsyndrom, die primär mit IMV behandelt wurden, zeigt, daß unter dieser Beatmungsform bedrohliche Überblähungen auftreten können (vgl. S. 103 und Abb. 77). Solche Komplikationen sind – wie auf S. 103 erwähnt – zu erwarten, wenn der Patient dyspnoisch wird.

Bemerkung: Es wurde erwähnt, daß die unter IMV erhaltenen Spirogramme während der spontanen Zyklen eine scheinbare Drift in Richtung Ausatmung erkennen lassen. Ein solcher Befund, so plausibel er sein mag, muß äußerst kritisch bewertet werden. Das liegt daran, daß gerade bei der Erfassung von langsamen Veränderungen die offene Spirografie äußerst fehlerbehaftet ist. Man darf solche Ergebnisse nur glauben, wenn auch andere, von der offenen Spirografie unabhängige Beobachtungen ein solches Phänomen bestätigen. Solche Beobachtungen liegen inzwischen aber reichlich vor. Sie im einzelnen zu besprechen, würde den vorgegebenen Rahmen des Buches sprengen.

Das oben besprochene IMV-Verfahren ist wegen der Limitierung der Beatmungsfrequenz und der empfohlenen langen Einatemzeiten (bis zu 1,5 s) sehr starr und daher schlecht praktizierbar. Das Verfahren wurde folgendermaßen modifiziert [65, 92, 135]:
1. Verkürzung der Inspirationszeit (typischerweise zwischen 0,5 s u. 0,7 s).
2. Beatmungsdrücke möglichst nicht über 20 mb.
3. Möglichst niedrige Beatmungsfrequenz, die aber ggfls. größer sein kann als von Müller und Schober [111] angegeben wird.
4. Bei schweren Lungenveränderungen bzw. sehr schlechtem Allgemeinzustand kontrollierte Beatmung mit mittleren Frequenzen und den für eine ausreichende alveoläre Ventilation erforderlichen Drücken. (Neuerdings werden diese Patienten zweifrequent beatmet).
5. Müssen die Patienten zunächst entsprechend Punkt 4 beatmet werden, möglichst rascher Übergang auf IMV mit zügiger Reduktion der Maschinenfrequenz (wobei aber darauf geachtet wird, daß der Patient nicht dyspnoisch wird).

Obwohl dieses Regime dem von Shutack und Shaffer [132] bzw. Schober und Müller sehr ähnlich ist (es wurde daraus entwickelt), sind folgende Unterschiede bemerkenswert:

1. Die Einatemzeiten sind nur etwa halb so lang wie bei den soeben genannten Autoren.
2. Das Verfahren erlaubt eine bessere Anpassung an die Situation des Kindes. Es gibt keine prinzipielle Limitierung der Beatmungsparameter.
3. Grundgedanke des Verfahrens ist nicht wie bei Shutack und Shaffer bzw. Schober und Müller eine Kombination des Reynold-Beatmungsmusters [125, 126] mit verlängerter Ausatemzeit und PEEP, sondern eine supportive Ventilation [92]. Der Patient wird während der spontanen Atmung nur soviel von der Maschine unterstützt wie zur Aufrechterhaltung eines ausreichenden Gasaustausches erforderlich ist. Der Gedanke dieses Regimes ist dem von Lipowski ähnlich [102].

Keuth [92] ist der Ansicht, daß in aller Regel (auch bei Kindern mit pulmonalen Erkrankungen) eine maschinelle Ventilation für die Lunge schädlicher ist als spontane Atmung. In diesem Punkt besteht durchaus ein gewisser Gegensatz zwischen ihm und dem Autor. Richtig ist aber, wie bereits dargelegt, daß die therapeutische Breite der Beatmungsparameter gerade bei pulmonalen Erkrankungen enorm gering ist. Seit Einführung der Zweifrequenzbeatmung ist die Situation deutlich besser geworden.

Es können hier nicht alle Einzelheiten der diversen Beatmungsmuster diskutiert werden, das würde zu umfangreich. Einzugehen ist aber auf Angaben von Reynolds [125, 127] und Ratner [124] und etlicher anderer Therapeuten, daß der mittlere Beatmungsdruck eine Größe ist, die ganz erheblichen Einfluß auf die Oxygenierung hat.

Der mittlere Beatmungsdruck bestimmt ganz wesentlich das intrathorakale Gasvolumen oder einfacher gesagt, die Lungenblähung. Die Tatsache, daß eine Zunahme der pulmonalen Blähung eine Verbesserung der Oxygenierung (Abnahme des Rechts-links-Shunts) zur Folge hat, hat zeitweise zur Anwendung extrem hoher PEEP-Werte geführt [32]. Stellt man vereinfachend die Hypothese auf, daß bei schwerem Membransyndrom die Güte der Oxygenierung ein Maß für die Lungenblähung ist, so kann man daraus in Umkehrung der Zusammenhänge folgern, daß ein rascher Abfall der benötigten FiO_2 (besonders bei anfänglich schwerer Erkrankung) ein Zeichen für eine drohende Lungenüberblähung ist. Die eigenen Erfahrungen an einem großen Patientenkollektiv (ca. 2500 langzeitbeatmete Patienten) sprechen eindeutig dafür, daß diese Umkehrung der Zusammenhänge zutreffend ist.

So groß die Zahl der verschiedenen veröffentlichten Beatmungsmuster ist, so auffällig erscheint die Tatsache, daß die angegebenen Regime wenig auf die sich während der Therapie ändernde Lungensituation Rücksicht nehmen. Es besteht der Eindruck, daß sich die Verfahren vorwiegend auf die Behandlung frischer Atemnotsyndromlungen beziehen. Ausnahmen hiervon bilden eine neuere Arbeit von Reynolds [128] und Freudenberg [43]. Reynolds stellt fest, daß die von ihm propagierte Ventilation mit um-

gekehrtem Atemzeitverhältnis nicht mehr angewendet werden darf, wenn im weiteren Verlauf der Behandlung die Atemwiderstände steigen. Freudenberg et al. [43] dagegen empfehlen eine extrem niederfrequente, kontrollierte Beatmung mit sehr kleinem Atemzeitverhältnis bei Lungen mit hoher Resistance. Sie verwenden diese Art der Beatmung zunächst bei Kindern mit Bronchiolitis und stellen später fest [42], daß auch bei Neonaten ausreichend lange Exspirationszeiten dringend erforderlich sind.
Es wird hier eindeutig die Meinung vertreten, daß die größte Gefahr einer maschinellen Beatmungsbehandlung eine Überblähung der gesamten Lunge oder Teile von ihr ist. Dabei wird außerdem die These vertreten, nicht der Druck, sondern das verabreichte Volumen (pulmonale Dehnung) kann Schäden verursachen. Die O_2-Toxizität tritt demgegenüber stark in den Hintergrund. Es wird sogar darauf hingewiesen, daß es besser ist, die FiO_2 zu erhöhen, wenn sich damit eine kleinere Blähung der Pulmo erreichen läßt. Welche Hinweise lassen sich dazu in der Literatur finden?
Die O_2-Toxizität wird u.a. von Bonikos, Northway, Frank u.a., McCord und Fridovic und noch etlichen anderen als wichtigster Faktor für eine Lungenschädigung (bronchopulmonale Dysplasie) angesehen [8, 31, 39, 108, 118].
Die Gefährlichkeit der hohen Beatmungsdrücke, und zwar der Spitzendrücke (> 35 mb) wird von Thagizadeh und Reynolds [140], Reynolds und Thagizadeh [126], Müller und Schober [111], Pohlandt [120] und Hörnchen [78] hervorgehoben. Dabei werden an Komplikationen sowohl ‚air leaks‘ (interstitielles Emphysem, Pneumoperikard, Pneumomediastinum, Pneumothorax) als auch die bronchopulmonale Dysplasie genannt.
Zur Sauerstofftoxizität ist zu sagen, daß die von Bonikos u.a. [8] durchgeführten Versuche mit gesunden Mäusen sicher nicht auf kranke Neonaten übertragen werden können. Sonst hätte die bronchopulmonale Dysplasie in der Zeit vor Beginn der planmäßigen Beatmungstherapie sehr häufig sein müssen. Zu diesen Zeiten war man ggf. darauf angewiesen, den Kindern über mehrere Tage eine FiO_2 von nahezu 1,0 zu verabreichen. Man könnte nun sagen, daß hohe Sauerstoffkonzentrationen und der Beatmungsdruck nur im Zusammenwirken schädlich seien. Aber auch dieser Ansatz erzeugt Widersprüche. Die Kinder aus der Zeit vor der Beatmungstherapie zeigten, sofern sie ausreichend kräftig waren, starke Zeichen einer Dyspnoe (massive thorakale Einziehungen). Bei einer derartigen Atmung werden transpulmonale Drücke von nahezu 20 mb erzeugt (eigene Messungen) [54, 96]. Es ist erstaunlich, was diese Kinder z.T. über 3-4 Tage leisteten.
Das Mäuseexperiment ist aber noch in einem weiteren Punkt angreifbar. Die gesunden Tiere müssen bei 100% Sauerstoffatmung arterielle Sauerstoffpartialdrücke bis 600 Torr gehabt haben. Unter derartigen Bedingungen ist Sauerstoff auch für den Menschen toxisch.

Zuletzt muß noch folgendes bedacht werden. Beatmungstechniken, die zur Senkung der benötigten FiO_2 eine größere mechanische Belastung der Lunge bewirken, sind unzweckmäßig. Begründung: Die O_2-Toxizität (sofern es sie in dieser Form überhaupt gibt) bewirkt vielleicht eine höhere Inzidenz der BPD, eine zu große mechanische Belastung der Lunge dagegen steigert sicher das Risiko der akut bedrohlichen Komplikationen (z. B. Spannungspneumothorax) und verursacht außerdem das vermehrte Auftreten einer bronchopulmonalen Dysplasie [92].

Wie läßt sich die eigene These „starke pulmonale Dehnung führt zu Lungenschäden" und „nicht der Beatmungsdruck, sondern die Größe des inspiratorischen Gasvolumens ist gefährlich" mit den Beobachtungen anderer Autoren in Einklang bringen?

Wie oben beschrieben, werden mehr die Spitzendrücke als die Mitteldrücke in Beziehung zu Lungenschäden gebracht [78, 111, 120, 126, 140]. Das ist aus folgenden Gründen einsichtig. Betrachtet man die Lunge im Sinne der Festkörperphysik als elastischen Körper, so ist eine Verformung bis zu einer bestimmten Grenze möglich. Wird diese Grenze (Steck- und Fließgrenze) aber nur einmal überschritten, so treten nachhaltige Veränderungen auf. Dabei ist es unerheblich, ob im langfristigen Mittel die verformenden Kräfte (Mitteldruck) im Bereich einer tolerablen Größenordnung liegen. Wichtig ist auch die Berücksichtigung der Spitzendrücke bei Verteilungsstörungen. In diesem Fall macht sich der hohe Druck (alias große Blähung) an den am leichtesten zu belüftenden Kompartimenten bemerkbar. Für die Belastung dieser Kompartimente ist es dabei gleich, daß am Ende einer evtl. vorhandenen endinspiratorischen Pause der Druck (Dehnung) gefallen ist.

Die Tatsache, daß in der Literatur eine Korrelation zwischen Spitzendruck und Lungenschäden gefunden wird, steht keinesfalls im Widerspruch zu der eigenen Aussage „nicht der Druck, sondern das inspiratorische Volumen wirkt schädigend". Die Dehnung der Lunge ergibt sich aus Beatmungsdruck und Compliance. Da die erwähnten Untersucher mit den Methoden der Statistik gearbeitet haben, kann gesagt werden, daß im Mittel die Compliances der miteinander verglichenen Patientenkollektive ähnlich waren. Für diesen Fall gilt, das inspiratorische Volumen ist proportional zum Beatmungsdruck. Im Einzelfall kann aber bei unterschiedlichen Patienten nicht von vergleichbaren Compliances ausgegangen werden und somit ist der Druck als Leitwert für die Beatmungsführung unzureichend. Anders dagegen ist es mit dem inspiratorischen Volumen, denn dies ist ein Wert, der das direkte Maß für die Dehnung des Lungengewebes ist. Diese Auffassung ist allerdings nur dann richtig, wenn das applizierte Zugvolumen gleichmäßig über die Lunge verteilt wird. In den Kategorien 1 und 1a kann mit einer homogenen Ventilation gerechnet werden. Diese Aussage gilt allerdings für die Kategorie 1a nur mit Einschränkung.

Bei der hier beschriebenen Beatmungstechnik treten praktisch keine Verteilungsstörungen auf. Das kann sich aber ändern, wenn die Beatmungszykluszeit klein gegenüber der pulmonalen Zeitkonstanten wird. Auch bei hohen Peak flows ist mit Uneven ventilation zu rechnen. Die zu Beginn der Beatmung durch sehr große Spitzenflows verursachten Verteilungsstörungen lassen sich erfahrungsgemäß durch eine verlängerte endinspiratorische Pause oder ein entsprechendes inspiratorisches Druckplateau nicht vollständig ausgleichen (vgl. S. 103 ff.). Für diese Aussage spricht auch die eigene Erfahrung mit dem Ventilationsmuster nach der „schwedischen Methode" [37, 83, 131]. Bei 3 Kindern mit Membransyndrom Stadium III bis IV traten innerhalb weniger Stunden so extreme Verteilungsstörungen auf, daß ein suffizienter Gasaustausch unmöglich wurde.

Verwunderlich ist ein solches Verhalten der Lunge nicht. Als man nämlich noch darauf angewiesen war, diese Kinder spontan atmen zu lassen (bekanntlich können die spontanen Atemfrequenzen im Extremfall über 150 Zyklen/min liegen), gehörten schwere Verteilungsstörungen zum Krankheitsbild des HMS [89, 90, 144, 145].

Sieht man das Volumen als Leitwert für die Beatmung an, so ist zu bedenken, daß seine therapeutische Breite sehr gering ist. Bei einem PEEP von 3 mbar sind 15 ml/kg KG zuviel, während 7 ml/kg KG zu wenig sein können. Gerade diese geringe therapeutische Breite des Zugvolumens ist ein wichtiger Grund dafür, daß hier die volumenkonstante Beatmung favorisiert wird. Seit Einführung der extrem lungenschonenden Zweifrequenzbeatmung (wohlgemerkt mit einem Flow von nicht mehr als 1-2 l/min/kg KG) ist das Problem der geringen therapeutischen Breite des Zugvolumens nicht mehr so drückend. Begründung: Da ein Teil der Ventilation über die relativ niedrigamplitudigen, höherfrequenten Zyklen erfolgt, können die potentiell gefährlichen, höheramplitudigen Atemzyklen mit geringer Frequenz appliziert werden. Wegen der besseren Entlüftung ist der Totraum kleiner und auch die höheramplitudigen Zyklen können ein etwas geringeres Volumen haben als bei der üblichen kontrollierten Ventilation.

In diesem Zusammenhang ist eine Arbeit von Rose [129] interessant. Er stellt fest, daß bei maschineller Beatmung der Totraum (absoluter Wert) im Gegensatz zur Spontanatmung proportional zum Zugvolumen steigt. Die Untersuchungen wurden während Anästhesiebeatmungen durchgeführt. Die Ergebnisse sind in dem Sinn zu interpretieren, daß selbst weitgehend gesunde Lungen unter üblicher kontrollierter Ventilation exspiratorisch schlechter entlüften als bei Spontanatmung.

Vergleich des eigenen Beatmungsregimes mit den bisher angegebenen Verfahren

Ein echtes Pendant zum eigenen Beatmungsregime gibt es in der Literatur kaum. Das gilt sowohl für die volumenkonstante Beatmung von Früh- und Neugeborenen sowie jungen Säuglingen [26, 80] als auch für die Anwendung der hier als wichtig angesehenen kleinen Einatemflows. Der Grund dafür liegt wohl darin, daß die meisten Therapeuten Lecks im System ‚Mensch-Maschine' tolerieren. Das Vermeiden solcher Undichtigkeiten ist aufwendig. So setzt die Auswahl eines gerade gasdicht liegenden Tubus einige Erfahrung voraus, während die Suche nach kleinen Lecks im Beatmungssystem die Geduld stark strapazieren kann. Ein gasdichtes Beatmungssystem ist aber ab einem bestimmten Schweregrad der Erkrankung auch bei druckkonstanter Ventilation dringend zu fordern, da andernfalls die reproduzierbare Anwendung von kleinen Einatemflows kaum möglich ist.

Auch auf die Notwendigkeit, die Beatmung immer wieder der sich ändernden Lungensituation anzupassen, wird nur selten hingewiesen [42, 43, 128].

Bei der Zweifrequenzbeatmung besteht eine entfernte Ähnlichkeit zu dem von Boynton u. a. [11] angegebenen Muster (IMV plus Oszillationsbeatmung). Allerdings verwendet das eigene Verfahren wesentlich schonendere Beatmungsparameter, indem es sich an der Zeitkonstante der Lunge orientiert.

Die hier beschriebene IDV (intermittierende assistierte Beatmung, vgl. S. 53 ff.) hat eine gewisse Ähnlichkeit mit der sIMV (synchronisierte IMV). Größere Erfahrungen mit sIMV liegen bei der hier interessierenden Patientengruppe nicht vor. Der Grund dürfte darin liegen, daß die sIMV-Einrichtungen der bekannten Beatmungsgeräte für Erwachsene und nicht für kleine Kinder konzipiert sind.

Zur konventionellen IMV ist zu sagen, daß diese Beatmungsform nicht Hauptziel der eigenen Entwicklungsarbeit ist. Zu diesem Beatmungsmuster werden lediglich einige Messungen vorgenommen. Während das Regime von Shutack und Schaffer [132, 133] sowie Müller und Schober [111, 112] nicht den eigenen Vorstellungen entspricht, werden recht gute Erfahrungen mit einer flexibleren Führung der IMV gemacht [27, 92, 93, 95, 102, 135].

Bei der Einteilung in Kategorien entsprechend dem Erkrankungsgrad der Lunge, erfolgte eine scheinbare Anlehnung an die von Northway vorgenommene Stadieneinteilung bei BPD.

Hier ist noch anzumerken:

Die Kategorie 3 entspricht einer milden Form des BPD-Stadium IV nach Northway (moderat ausgebildetes Narbenstadium).

Das BPD-Stadium III nach Northway entspricht etwa dem Zustand, wie er auf Abb. 84 dargestellt ist. Es handelt sich dabei um einen Zustand, der einen Übergang von Kategorie 2 zu Kategorie 3 bzw. von Kategorie 2 zu Kategorie 4 darstellt.

5 Zusammenfassung

Im Rahmen des Projektes „Optimierung der Beatmungsbehandlung bei Früh- und Neugeborenen" wurden entwickelt:
1. Ein weitgehend volumenkonstant arbeitender Respirator für die Behandlung der obengenannten Patientengruppe.
2. Ein Meßwerterfassungs- und Verarbeitungssystem zur Aufnahme und Verrechnung wichtiger lungenphysiologischer Größen.
3. Ein Automat zur selbsttätigen Regelung der FiO_2 in Abhängigkeit vom transkutanen pO_2.

Gegenstand ausführlicher Beschreibungen im vorliegenden Buch sind:
4. Lungenphysiologische Untersuchungen zur Situation des beatmeten Kindes.
5. Erstellung von Beatmungsrichtlinien aufgrund der gewonnenen Daten.

Zu 4: An etwa 150 Kindern werden lungenphysiologische Messungen während maschineller Beatmung (vereinzelt auch unter Spontanatmung) vorgenommen. Während einer Untersuchung wird bis zu 4 h registriert. Ergebnis dieser Messungen ist, daß sich die lungenmechanischen Werte während einer Langzeitbeatmung laufend ändern.

Diese Änderung besteht – vereinfacht ausgedrückt – darin, daß während der Therapie die Lungencompliance ansteigt, was erwünscht ist. Gleichzeitig wächst leider oft die Resistance, was fatale Folgen haben kann.

Ein ebenso wichtiges Ergebnis ist, daß die verwendeten Beatmungsparameter ganz wesentlichen Einfluß auf die Situation der Lunge haben.

Bemerkung: Wegen des begrenzten zur Verfügung stehenden Raumes wird nur eine Auswahl der Messungen demonstriert.

Zu 5 (vgl. S. 103 ff.): Die Richtlinien ergeben sich aus den obengenannten Messungen. Komprimiert ausgedrückt gilt für die Wahl der Beatmungsparameter, daß sie sich einerseits an der pulmonalen Situation zu orientieren haben und andererseits, daß sie häufig variiert werden müssen, da sich die Lungenwerte laufend ändern. Interessantestes Ergebnis der Arbeiten zum Ventilationsregime ist die Zweifrequenzbeatmung (vgl. S. 107 f.). Bei diesem Verfahren werden niedrigamplitudige, höherfrequente Atemzyklen im Wechsel mit höheramplitudigen, niederfrequenten Atemzügen verabreicht. Das Muster ist für schwerst lungenkranke Kinder entwickelt und erweist sich als extrem lungenschonend.

6 Schlußwort

Leider ist es auf dem zur Verfügung stehenden Raum nicht möglich, alle Gedanken, die der Entwicklung dieses Projektes die nun vorliegende Richtung gaben, detailliert zu erläutern und zur Diskussion zu stellen. Hinweise für die Begründung technischer Einzelheiten (besonders bei der Respirator- und Meßplatzerstellung) mußten ebenso unterbleiben wie die Beschreibung klinischer Details, die aber zur Erreichung des gesteckten Zieles dringend erforderlich waren.

Der Autor hofft aber dennoch, daß der Leser einen ausreichenden Einblick in die hier dargestellte Problematik erhalten hat, und daß derjenige, der selber auf dem Gebiet der Beatmungsbehandlung tätig ist, die hier dargestellten Ergebnisse für seine Arbeit auswerten kann.

7 Literatur

1. Ahlström H (1975) Pulmonary mechanics in infants surviving severe neonatal respiratory insufficiency. Acta Paediatr Scand 64: 69-80
2. Ahlström H, Johnson B (1974) Pulmonary mechanics in infants. Scand J Respir Dis 55: 129-140
3. Avery ME, Norman C (1965) Representive values in normal infants at term. Anesthesiolog 26: 510
4. Avery ME, Norman C (1966) Respiratory physiologie in the newborn infant. Anesthesiology 26: 510-521
5. Beardsmore CS, Wong YC, Stocks J, Silverman M (1981) Distribution of pleural pressure. In: Goetz MH, Stur OB (eds) Progress in respiration research, vol 17. Karger, Basel, pp 43-51
6. Bland RD, Kim MH, Light MJ, Woodson JL (1980) High frequency mechanical ventilation in severe hyaline membrane disease. An alternative treatment. Crit. Care Med 8/5: 275-280
7. Bohuys A, Jonson B (1967) Alveolar pressure, airflow rate and lung inflation in man. J Appl Physiol 22: 1086-1100
8. Bonikos DS, Bensch KG, Northway WH (1976) Oxygen toxicity in the newborn: The effect of chronic continuous 100% O_2 exposure on the lungs of newborn mice. Am J Pathol 85: 623-636
9. Boon AW, Milner AD, Hopkin (1981) Brief critical and laboratory observations. J Pediatr 5: 812-815
10. Boros SJ, Camplell K (1980) A comparison of the effect of high frequency - low tidal volume and low frequency high tidal volume mechanical ventilation. J Pediatr 97/1: 108-112
11. Boynton BR, Mannino FL, Davis RF, Kopotic RJ, Friederichsen G (1984) Combined high-frequency oscillatory ventilation and intermittend mandatory ventilation in critically ill children. J Pediatr 105: 297-302
12. Brenndorf von A Irtel, Hironimi G, Hook G, Hecker W, Dallinger M (1982) Die Behandlung von Neugeborenen mit extremer bronchopulmonaler Dysplasie. In: 7. Symposion über Pädiatrische Intensivmedizin, Graz 1981. S. 37-43
13. Brown ER (1979) Increased risk of bronchopulmonary dysplasia in infants with patent ductus arteriosus. J Pediatr 95/5/II: 865-866
14. Bryan MH, Levison H, Swyer PR (1973) Pulmonary function in infants and children following the acute neonatal respiratory distress syndrome. Bull Physiol Pathol Respir 9: 1587-1600
15. Bryan MH, Hardie MJ, Reelly BJ, Swyer PR (1973) Pulmonary function studies during the first year of life in infants recovering from the respiratory distress syndrome. Pediatrics 52/2: 169-178
16. Bryan MH, Fox RB, Hoidal JR, Brown DM, Repine JE (1979) Physiologic changes in bronchopulmonary dysplasia. J Pediatr 95/5/II: 844

17. Burgess WR, Chernik V (1982) Respiratory-therapy in newborn infants and children. Thime-Stratton, New York Thieme, Stuttgart New York
18. Buttler WJ, Bohn DJ, Bryan AC, Froese AB (1980) Ventilation by high-frequency oscillation in human. Anesth Analg 59/8: 577–584
19. Cherniak RM (1979) Lungenfunktionsprüfung. UTB Schattauer 893. Schattauer, Stuttgart New York
20. Chu Josephine S, Dawson P, Klaus M, Sweet AY (1964) Lung compliance and lung volume measured concurrently in normal full-term and premature infants. Pediatrics 34: 525–532
21. Cook CD, Cherry RB, O'Brien D, Karlberg P, Smith CA (1955) Studies of respiratory physiology in newborn infant. I. Observation on normal premature and fullterm infants. J Clin Invest 34: 975–982
22. Cook CD, Sutherland JM, Segal S et al (1957) Studies of respiratory physiology in the newborn infant. III. Measurements of mechanics of respiration. J Clin Invest 36: 440–448
23. Cumarasamy N, Nüssli R, Vischer D, Dangel P, Duc G (1973) Artificial ventilation in hyaline membrane disease: The use of positive endexspiratory pressure. Pediatrics 51/4: 629–640
24. Damman JF, McAslan TC (1977) Optimal flow pattern for mechanical ventilation of the lungs. Crit Care Med 5: 128–136
25. Damman JF, McAslan TC (1978) Optimal flow pattern for mechanical ventilation of the lungs. Crit Care Med 6: 293–310
26. Dangel P (1973) Diskussionsbeitrag: Lungenveränderungen bei Langzeitbeatmung. In: Wiemers K, Scholler KL (Hrsg) Thieme, Stuttgart, S 41
27. De Lemos RA, Kirby RR (1980) Early development: Intermittend mandantory ventilation in neonatal respiratory support. Anestesiol Clin 18/2: 39–51
28. Doershuk CF, Matthews LW (1969) Airway resistance and lung volume in the newborn infant. Pediatr Res 3: 128
29. Doershuk CF, Downs TD, Metthews LW, Lough MD (1970) A method for ventilatory measurements in subjects 1 month - 5 years of age. Pediatr Res 4: 165
30. Drourbaugh JE, Segal S, Sutherland JM, Oppe TE, Cherry RB, Smith (1963) Compliance of lung during first week of life. Am J Dis Child 105: 63–69
31. Edwards DK, Wayne MD, Northway WH (1977) Twelve years experience with bronchopulmonary dysplasia. Pediatrics 59: 839–846
32. Emmrich P, Stechele U (1978) Diagnostische und therapeutische Probleme des Pneumoperikards im Rahmen der Langzeitbeatmung Früh- und Neugeborener. In: Schmidt E, Dudenhausen JW, Saling E (Hrsg) Perinatale Medizin, Bd VII. Thieme, Stuttgart, S 372–374
33. Engström J, Karlberg P, Swarts CL (1962) Respiratory studies in children. Acta Pediatr. (Uppsala) 51: 68–80
34. Epstein RA (1971) The sensitivities and response times of ventilatory assistors. Anesthesiology 34/4: 321–326
35. Epstein RA, Epstein MAF (1981) Flow to lung compartments with different time constants: Effect of choice of model. Acta Anaesthesiol Scand 25: 39–45
36. Evans HE, Keller S, Mandl J (1974) Lung tissue elastin composition in newborn infants with the respiratory distress syndrome and other diseases. J Clin Invest 54: 213–217
37. Ewald U, Hammerlund K, Olsen L, Stromberg E, Sedin G (1983) Überdruckbeatmung bei schwerstkranken Neugeborenen. In: Pohlandt F (Hrsg) Pädiatrische Intensivmedizin V. Thieme, Stuttgart (INA, Bd 41, S 58–61)
38. Fleisch A (1925) Pneumotachograph: Apparatus for recording respiratory flow. Pflügers Arch Ges Physiol 209: 713–722

39. Frank L, Autor AP, Roberts RJ (1977) Oxygen therapy and hyaline membrane disease: The effect of hyperoxia on pulmonary superoxyde dismutase activity and the mediating role of plasma or serum. J Pediatr 90: 105-110
40. Frantz JD, Stark AR, Dorkin HL (1979) Ventilation of infants at frequencies up to 1800/Min. Pediatr Res 13: 642
41. Frantz (III) JD, Werthammer J, Stark AR (1983) High-frequency ventilation in premature infants with lung disease: Adequate gas exchange at low tracheal pressure. Pediatrics 71/4: 483-488
42. Freudenberg V (1983) Der Pneumothorax als Wegbereiter einer cerebralen Blutung des Frühgeborenen. Klin Pädiatr 195: 138-139
43. Freudenberg V, Witte HG, Wehinger H (1983) Langzeitbeatmung mit Relaxation bei hochgradiger Ateminsuffizienz infolge obstruktiver Bronchialerkrankungen. In: Müller D, Schober P (Hrsg) Pädiatr Intensivmedizin (IV). Thieme, Stuttgart (INA, Bd 40, S 76-80)
44. Fry DL (1958) Theoretical consideration of bronchial pressure-flow-volume relationship with particular reference to the maximum exspiratory flow curve. Phys Med Biol 3: 174
45. Fujiwara T, Maeta H, Chida S (1980) Artefical surfactant therapy in HMD. Lancet I/8159: 55-59
46. Gaultier C et al. (1981) Control of breathing in children with chronic obstruktive pulmonary disease. In: Goetz MH, Stur OB (eds) Progress in respiration research, Vol 17. Karger, Basel, pp 78-79
47. Gerhardt T (1979) Lungfunction in premature infants with apnea. Clin Res 27: 818
48. Gerhardt T, Bancalari E (1980) Chest wall compliance in full term and premature infants. Acta Paediatr Scand 96/3: 359-364
49. Geubelle F, Senterre J (1970) Methods of investigation of the mechanics of breathing in the artificially ventilated newborn. Biol Neonate 16: 35-46
50. Gluck L, Kulovich MV, Edelmann AJ, Cordero AS (1972) Biochemical development of surface activity in the mamalian lung. IV. Pulmonary lecethin synthesis in the human fetus and newborn and etiology of respiratory distress syndrome. Pediatr Res 6: 81
51. Graff TD, Sewall K, Lim HS, Kantt O, Morris RE, Benson DW (1966) The ventilatory response of infants to airway resistance. Anesthesiology 27: 168-175
52. Green M (1965) The effects of changes in gas viscosity on measurements of gas flow rates and volumes by pneumotachograph. J Physiol 181: 19-20
53. Greenough A, Morley CJ (1982) Oesophageal pressure measurements in ventilated preterm babies. Arch Dis Child 57: 851-855
54. Greenough A, Morley CJ (1983) Antwort auf den Artikel von Korvenranta et al in Eur J Pediatr 1982 „Intraoesophageal pressure monitoring and the severity of the respiratory distress syndrome". Eur J Pediatr 140: 71-73
55. Grenvik A, Hedstrand U, Sjögren H (1966) Problems in pneumotachography. Acta Anaesthesiol Scand 10: 147-155
56. Gribetz J, Frank NR, Avery ME (1959) Static volume-pressure relations of exised lungs of infants with hyaline membrane disease and stillborn infants. J Clin Invest 38: 2168-2175
57. Griffin AJ, Ferrara JD, Lax JO, Cassilo DE (1972) Pulmonary compliance: An index of cardiovascular status in infancy. Am J Dis Child 123: 89-93
58. Harrison VC, Heese HD, Klein M (1969) The effects of intermittend positive pressure ventilation on lung function in hyaline membrane disease. Br J Anaesth 41: 908-917
59. Hatch DJ, Cogswell JJ (1973) Lung function after heart surgery in infants. In: Bute-

nandt I, Mantel K, Schöber JG (Hrsg) Pädiatrische Intensivpflege. Bericht über das 3. Symposion in München. Enke, Stuttgart, S 88-89
60. Heese H, Harrison VC, Klein M, Malan AF (1970) Intermittend positive pressure ventilation in hyaline membrane disease. J Pediatr 76: 183-193
61. Heinrichs W, Heller K, Völkel U (1981) Einsatz des Mikroprozessors in der Beatmungsmedizin. In: Lemburg P (Hrsg) Pädiatrische Intensivmedizin, Bd II Thieme, Stuttgart, S 68-71
62. Hedenstierna G, Johansson H (1972) Ventilation of a lung model with the Engström respirator. Acta Anaesthesiol Scand 16: 206-215
63. Heller K (1977) Die Probleme der assistierten Beatmung bei Früh- und Neugeborenen. In: Emmrich P (Hrsg) Pädiatrische Intensivmedizin. Thieme, Stuttgart, S 30-33
64. Heller K, Heinrichs W (1979) Ein neues Beatmungsgerät mit Mikroprozessorsteuerung. Anaesthesist 28: 409-413
65. Heller K, Keuth U (1983) Gegenüberstellung der in der Neonatologie zur Zeit üblichen Beatmungsverfahren (Abstracts). Monatsschr Kinderheilkd 131: 93
66. Heller K, Reinhold P (1982) Intermittend demand ventilation (IDV), ein nur wenig gebräuchliches Verfahren zur Entwöhnung vom Respiarator. In: Loewenich V von (Hrsg) Pädiatrische Intensivmedizin, Bd III. Thieme, Stuttgart, S 243-246
67. Heller K, Völkel U (1978) Vom Labormuster zum serienreifen Respirator. In: Schmidt E, Dudenhausen JW, Saling E (Hrsg) Perinatale Medizin, Bd VII. Thieme, Stuttgart, S 369-370
68. Heller K, Völkel U (1979) Arteficial respiration automatically controlled by gas values in premature infants and infants. Eur J Pediatr 130: 219
69. Heller K, Völkel U (1979) Entwicklung und klinische Erprobung eines elektronischen Spirometers mit automatischer Driftkompensation. Prakt Anästh 14/4: 327-331
70. Heller K, Völkel U (1981) Die meßwertgesteuerte Beatmung - eine Möglichkeit zur Optimierung der Respiratorbehandlung. In: Epple E, Junger H, Bleicher W, Schorer R, Apitz J, Faust U (Hrsg) Rechnergestützte Intensivpflege. Thieme, Stuttgart, S 75-78
71. Heller K, Völkel U (1981) Möglichkeiten und Grenzen der meßwertgesteuerten Beatmung bei Früh- und Neugeborenen sowie jungen Säuglingen. In: Schmidt E, Dudenhausen JW, Saling E (Hrsg) Perinatale Medizin, Bd VIII. Thieme, Stuttgart, S 379-380
72. Heller K, Möller D, Reinhold P (1981) Einfluß der Ausatemzeit auf den intrapulmonalen endexspiratorischen Druck beatmeter Früh- und Neugeborener sowie junger Säuglinge. In: Schmidt E, Dudenhausen JW, Saling E (Hrsg) Perinatale Medizin, Bd VIII. Thieme, Stuttgart, S 376-378
73. Heller K, Jorch G, Heller-Jeschke A (1982) Probleme der Beatmung bei Patienten mit extrem hohern Resistancewerten. In: Loewenich V von (Hrsg) Pädiatr Intensivmedizin, Bd III. Thieme, Stuttgart, S 246-253
74. Heller K, Jorch G, Heller-Jeschke A (1983) Einfluß der Beatmungsform auf Lungen mit ventilatorischer Verteilungsstörung. In: Müller WD, Schober P (Hrsg) Pädiatr. Intensivmedizin, Bd IV. Thieme, Stuttgart (INA, Bd 40, S 95-100)
75. Heller K, Völkel U, Heller-Jeschke A, Jorch G (1983) Atemphysiologische Untersuchungen bei Früh- und Neugeborenen. In: Pohlandt F (Hrsg) Pädiatr. Intensivmedizin, Bd V. Thieme, Stuttgart (INA, Bd 41, S 81-83
76. Hermann S, Reynolds EOR (1973) Methods of improving oxygenation in infants mechanically ventilated for severe hyaline membrane disease. Arch Dis Child 48: 612-617
77. Herzog P, Norlander OP (1972) Gasstrom- und Druckverlauf während intermittie-

render Überdruckbeatmung („volumengesteuerte Respiratoren"). In: Frey R, Hügin W, Mayrhofer O (Hrsg) Lehrbuch der Anaesthesiologie, Reanimation und Intensivtherapie. Springer, Berlin Heidelberg New York, S 458-467
78. Hörnchen H (1982) Die maschinelle Beatmung vitalgestörter Früh- und Neugeborener - Problematik und Komplikationen -. Habilitationsschrift, Universität Aachen
79. Ingelstedt S, Jonson B, Nordström L, Olsson SG (1972) A servo-controlled ventilation measuring expired minute-volume, airwayflow and pressure. Acta Anaesthesiol Scand [Suppl 47] 16: 7-27
80. Inselman LS, Rosenfeld WN, Salazar JD, Schaeffer HA (1978) Mechanical ventilation in the neonate. Pediatr Ann 7: 252-268
81. James LS (1975) Perinatal events and respiratory distress syndrome. N Engl J Med 292: 1291-1292
82. Jones MD, Burd LJ, Bowes WA, Battaglia FC, Lubehenco LO (1975) Failure of association of premature rupture of membranes with respiratory distress syndrome. N Engl J Med 292: 1253-1257
83. Jonzon A, Sedin G, Norsted T, Rondio Z (1983) Überdruckbeatmung und Hemmung der Spontanatmung. In: Pohlandt F (Hrsg) Pädiatrische Intensivmedizin, Bd V. Thieme, Stuttgart (INA, Bd 41, S 50-53)
84. Jorch G, Heller K, Reinhold P (1983) Langzeitbeatmung bei bronchopulmonaler Dysplasie. Therapiekonzept und Ergebnisse. In: Pohlandt F (Hrsg) Pädiatrische Intensivmedizin, Bd V. Thieme, Stuttgart (INA, Bd 41, S 92-94)
85. Karlberg P, Cook CD, O'Brien D, Cherry RB, Smith CA (1954) Studies of respiratory physiology in the newborn infant. II. Observation during and after respiratory distress. Acta Paed Scand [Suppl 100] 43: 397
86. Keuskamp DHG (1971) Comparison of ventilators for newborn and prematures. In: Geves VRH et al (eds) Physiology and pathology in the perinatal period. Leiden University Press, Leiden
87. Keuskamp DHG (1973) Charakteristik verschiedener Beatmungsgeräte. In: Ahnefeld FW, Burri C, Dick W, Halmágyi M (Hrsg) Anaesthesie im Kindesalter. Lehmanns, München, S 194-218
88. Keuskamp DHG (1974) Ventilation of premature and newborn infants. Int Anesthesiol Clin 12/4: 281-307
89. Keuth U (1965) Das Atemnotsyndrom des Früh- und Neugeborenen. Springer, Berlin Heidelberg New York
90. Keuth U (1970) Das Atemnotsyndrom (Membransyndrom) und seine Behandlung. Monatsschr Kinderheilkd 118: 52-64
91. Keuth U (1981) Folgezustände eines überstandenen Atemnotsyndroms. Pädiatr Prax 25: 414-416
92. Keuth U (1983) Persönliche Mitteilung
93. Kirby RR (1977) Intermittend mandantory ventilation in the neonate. Crit Care Med 5: 18-22
94. Kirby RR, Robinson EJ, Schulz J, De Lemos R (1971) A new pediatric volume ventilator. Anesth Analg 50: 533-537
95. Kirby R, Robinson E, Schulz J, De Lemos RA (1972) Continuous flow ventilation as an alternative to assisted or controlled ventilation in infants. Anesth Anal 5: 871-875
96. Korvenranta HJ, Kero PD, Valimäki JAT (1982) Intraoesophageal pressure monitoring and the severity of respiratory distress syndrome. Eur J Pediatr 138: 297-300
97. Kraemer R, Herrygers M, Geubelle F (1981) Characteristics of static recoil lung conductance-relationship in asthmatic children. In: Goetz MH, Stur OB (eds) Progress in respiration research, vol 17. Karger, Basel, pp 87-89

98. Lachmann H, Grossmann G, Nilsson R, Robertson B (1981) Effect of supplementary surfactant on in vivo lung mechanics in the premature rabbit neonate. Eur J Pediatr 136: 173–179
99. Lemburg P (1978) Die künstliche Beatmung bei Früh- und Neugeborenen. Klinische Erfahrungen und experimentelle Untersuchungen an 10 verschiedenen Respiratoren für Kinder. Habilitationsschrift, Universität Düsseldorf
100. Lindroth M, Svenningson, Ahlström H, Jonson B (1980) Evalution of mechanical ventilation in newborn infants. II. Pulmonary and neuro-developmental sequelae in relation to original diagnosis. Acta Paediatr Scand 69/2: 151–158
101. Lindroth M, Jonson B, Svenningsen E, Mortenson (1980) Pulmonary mechanics, chest x-ray and lung disease after mechanical ventilation in low birth weight infants. Acta Paediatr Scand 69: 761–770
102. Lipowsky G (1976) Die Kombination von Spontanatmung unter erhöhtem Atemwegsdruck mit maschineller Beatmung durch intermittierenden Druck. Monatsschr Kinderheilkd 125: 543–547
103. Loeber NV, Downes JJ (1979) Lung function in chronic respiratory failure in infancy. Anesthesiology [Suppl] 51/3: 328
104. Loewenich V von, Koch H (1974) Pädiatrische Intensivmedizin. Thieme, Stuttgart
105. Luft VC, Goddart RF, Roorbach EH (1963) Characteristics of respiratory flow and pressure in newborn infants. J Clin Invest 42/4: 476–483
106. Lyager S (1968) Influence of flow pattern on the distribution of respiratoryair during intermittend positive pressure ventilation. Acta Aneasthesiol Scand 12: 191–211
107. Lyager S (1973) Die Beeinflussung einzelner Parameter der Lungenfunktion durch verschiedene Formen der Beatmung mit IPPV. In: Wiemers K, Scholler KL (Hrsg) Lungenveränderungen bei Langzeitbeatmung. Thieme, Stuttgart, S 143–148
108. McCord JM, Fridovich I (1969) Superoxide dismutase. An enzyme function for erythrocuprein (hemocuprein). J Biol Chem 244: 6049–6055
109. Merrit AJ, Di Sessa TG et al (1978) Closure of the patent ductus arteriosus with ligation and indomethacin. A consecutive Experience. Pediatrics 93/4: 639–646
110. Milner AD, Saunders R, Purcell M (1975) Diagnostic value of dynamic compliance in the immediate neonatal period. Arch Dis Child 50: 332
111. Müller WD, Schober P (1980) Artificial ventilation in severe IRDS using inspiratory plateau, prolonged exspiratory time and low frequency. Helv Paediatr Acta 35/5: 449–458
112. Müller WD, Trop M, Schober P, Beitzke A (1983) Ergebnisse der low frequency ventilation bei Neugeborenen mit IRDS. In: Pohlandt F (Hrsg) Pädiatrische Intensivmedizin, Bd V. Thieme, Stuttgart (INA, Bd 41, S 65–67)
113. Müller-Tyl E, Lempert J (1975) The prediction of fetal lung maturity from surface tension characteristics of amniotic fluid. J Perinat Med 3: 47–52
114. Naulty CM, Horn S, Conry J, Avery GB (1978) Improved lung compliance after ligation of patent ductus arteriosus in hyaline membrane disease. J Pediatr 93: 682–684
115. Neergard K (1929) Neue Auffassungen über einen Grundbegriff der Atemmechanik. Die Retraktionskraft der Lunge, abhängig von der Oberflächenspannung in der Alveole. Z Ges Exp Med 66: 373–394
116. Nordström L (1972) Haemodynamic effects of intermittend positive pressure ventilation with and without end-inspiratory pause. Acata Aneasthesiol Scand [Suppl 47] 16: 29–56
117. Northway WH Jr., Rosen RC, Porter DY (1967) Pulmonary disease following respirator therapy of hyaline membrane disease: Bronchopulmonary dysplasia. N Engl J Med 276: 357–360

118. Northway WH, Petriahs R, Conty E, Bensch KG (1979) Maturation as a factor in pulmonary oxygen toxicity: A preliminary report. J Pediatr 95/5/II: 859-886
119. Phelan PD, Williams HE (1969) Ventilatory studies in healthy infants. Pediatr Res 3: 425-432
120. Pohlandt F, Alart I, Kirschner I (1983) Der Einfluß der Beatmungstechnik auf die Häufigkeit der bronchopulmonalen Dysplasie. In: Müller WD, Schober P (Hrsg) Pädiatrische Intensivmedizin, Bd IV. Thieme, Stuttgart (INA, Bd 40, S.32-37)
121. Polgar G (1961) Airway resistance in the newborn infant. J Pediatr 59: 915-921
122. Polgar G, String ST (1966) The viscous resistance of the lung tissues in newborn infants. J Pediatr 69: 787-792
123. Radford M (1974) Measurement of airway resistance and thoracic gas volume in infancy. Arch Dis Child 49: 611-615
124. Ratner J, Hernandez J, Accuso F (1982) Low peak inspiratory pressures for ventilation of infants with hyaline membrane disease. J Pediatr 100/5: 802-804
125. Reynolds EOR (1971) Effect of alterations in mechanical ventilation settings on pulmonary gas exchange in hyaline membrane disease. Arch Dis Child 46: 152-159
126. Reynolds EOR, Taghizadeh A (1974) An improved prognosis of infants mechanically ventilated for hyaline membrane disease. Arch Dis Child 49: 505-515
127. Reynolds EOR (1974) Pressure wave form and ventilator settings for mechanical ventilation in severe hyaline membrane disease. Int Anesthesiol Clin 12: 259-280
128. Reynolds EOR (1979) Ventilator therapy. In: Thibeault DW, Gregory GA (eds) Neonatal pulmonary care. Addison-Wesley Publishing Menlo Park, pp 217-236
129. Rose DK, Froese AB (1980) Changes in respiratory pattern affect dead space/tidal volume ratio during spontaneous but not during controlled ventilation: A study in pediatric patients. Anesth Analg 59/5: 341-349
130. Saunders RA, Milner AD (1978) Pulmonary pressure/volume relationship during the last phase of delivery and the postnatal breaths in human subjects. J Pediatr 93: 667-673
131. Sedin G (1983) Hochfrequente Überdruckbeatmung in der Neugeborenen-Intensivbehandlung. In: Pohlandt F (Hrsg) Pädiatrische Intensivmedizin, Bd V. Thieme, Stuttgart (INA, Bd 41, S 54-57)
132. Shutack JG, Fox WW, Shaffer T et al (1979) Low rate intermittend mandatory ventilation (IMV) in the neonate. Anesthesiology [Suppl] 51/3: 182
133. Shutack JG, Fox W, Shaffer T, Schwartz J, Moomjian A (1982) Effect of low-rate intermittend mandatory ventilation on pulmonary function of low-birth-weight infants. J Pediatr 100/5: 799-802
134. Simbruner G (1983) Die Vorhersage von Krankheitsverlauf und Ausgang einer respiratorischen Erkrankung bei Neugeborenen durch die Bestimmung der respiratorischen Compliance post partum. In: Müller WD, Schober P (Hrsg) Pädiatrische Intensivmedizin, Bd IV. Thieme, Stuttgart (INA, Bd 40, S 90-94)
135. Simon L, Albrecht T, Althaus W, Keuth U, Mischo M, Müller M (1983) Erfahrungen mit niederfrequenter supportiver IMV-Beatmung. In: Pohlandt F (Hrsg) Pädiatrische Intensivmedizin, Bd V. Thieme, Stuttgart (INA, Bd 41, S 68-70)
136. Spahr RC, Klein AM, Brown DR et al (1980) Hyaline membrane disease. A controlled study of inspiratory ratio in its management by ventilator. Am J Dis Child 134/4: 373-376
137. Srikasibhandha S (1978) Measurement of respiratory resistance in newborn infants by forced oscillation. Vorabzug an die Fa Siemens
138. Stocks J, Goodfrey S (1977) Specific airway conductance in relation to postconceptional age during infancy. J Appl Physiol 43: 144-154
139. Swyer PR, Reimann RC, Wright JJ (1960) Ventilation and ventilatory mechanics in the newborn. J Pediat 56: 612-622

140. Taghizadeh A, Reynolds EOR (1976) Pathogenesis of bronchopulmonary dysplasia following hyaline membrane disease. Am J Pathol 82: 241-264
141. Tran N, Love C, Sivieri EM, Shaffer T (1978) Pulmonary function following acute meconium insufflation. Pediatr Res 12: 570
142. Tran N, Love C, Sivieri E, Shaffer T (1980) Sequential effects of acute meconium obstruktion on pulmonary function. Pediatr Res 14/1: 34-38
143. Watts JL, Ariagno RL, Brady JP (1977) Chronic pulmonary disease in neonates after artificial ventilation. Distribution of ventilation and pulmonary interstitial emphysema. Pediatrics 60: 273-281
144. Wenner J (1975) Ätiologie und Pathophysiologie des Atemnotsyndroms. In: Mietens C (Hrsg) Das Atemnotsyndrom des Neugeborenen. Thieme, Stuttgart (INA, Bd 5, S 17-30)
145. Wierich W, Hartung W (1975) Pathologie des Atemnotsyndroms. In: Mietens C (Hrsg) Das Atemnotsyndrom des Neugeborenen. Thieme, Stuttgart (INA, Bd 5, S 9-17)
146. Wohl MEB, Stigol LC, Mead J (1969) Resistance of the total respiratory system in healthy infants and infants with bronchiolitis. Pediatrics 43: 495-509
147. Wolff G (1977) Die künstliche Beatmung auf Intensivstationen. Springer, Berlin Heidelberg New York
148. Wolff G, Dittmann M, Frede KE, Bachmann B, Skavren K, Rittmann WW (1980) Haemodynamische Veränderungen. In: Wolff G, Keller R, Suter PM (Hrsg) Akutes Atemnotsyndrom des Erwachsenen. Springer, Berlin Heidelberg New York
149. Wolff G, Dittmann M, Lehmann K et al (1980) Die akute respiratorische Insuffizienz und das adulte respiratory distress syndrome. In: Wolff G, Keller R, Suter PM (Hrsg) Akutes Atemnotsyndrom des Erwachsenen. Springer, Berlin Heidelberg New York, S 79-94
150. Yu VYH, Rolfe P (1976) Effect of feeding on ventilation and respiratory mechanics in newborn infants. Arch Dis Child 51: 310-313
151. Zierold S (1974) Untersuchungen zur Atemmechanik kranker Säuglinge. Dissertation aus der Kinderklinik der Universität Düsseldorf
152. Zimmermann H, Bernsau U, von der Hardt H (1983) Zur Problematik progredienter, lobärer, interstitieller Emphyseme beim beatmeten Frühgeborenen. In: Müller WD, Schober P (Hrsg) Pädiatrische Intensivmedizin, Bd IV. Thieme, Stuttgart (INA, Bd 40, S 44-49)

8 Sachverzeichnis

AAF 61, 65, 67, 68, 73f., 75, 78, 97, 99, 102, 118, 132, 134
Äquiresistancelinie 59, 66, 85
Äquiresistanceverfahren 14, 112
adultes Atemnotsyndrom (s. Schocklunge)
Air leaks 102, 134, 140
Alveolardrücke gemittelt (s. Äquiresistanceverfahren)
Antiatelektasefaktor (s. AAF)
Asphyxie 134
Atemarbeit 13, 49f., 133
Atemnotsyndrom 59, 67, 102, 139
Atem-Zeit-Verhältnis 114, 136, 140
Atemvolumenmessung 125
Atemwegswiderstand s. Resistance
Atemzugvolumen 119, 122, 140
-, Abhängigkeit des Zugvolumens 18ff.
- - bei Complianceänderung 18f., 33, 34f.
- - bei Resistanceänderung 19ff., 38
- abschätzen 104
-, therapeutische Breite 142
Atemzyklus 3
Ausatemzeit 25ff., 105, 136
- abschätzen 104
-, Einfluß auf den intrapulmonalen PEEP 25ff., 29, 114
- verkürzt 38
- verlängert 80, 140
Ausatmung 120, 125
automatische Steuerung der FiO$_2$ (s. Sauerstoffregler)

Beatmung 4f.
-, assistiert 2, 4, 8, 46ff., 48, 53, 103, 116, 129
-, druckkonstant 4, 33ff.
-, -, druckgesteuert 34
-, - mit Leck 45f.
-, -, zeitgesteuert 34f.
-, IDV 2, 8, 53ff., 103, 106, 118, 119, 125, 143
-, IMV 2, 8, 53ff., 103, 106, 118, 119, 125, 134, 136f., 138f., 143
-, kontrolliert 7
-, -, zweifrequent (s. Zweifrequenzbeatmung)
-, Leitwert Druck 141
-, - Volumen 142
Beatmung mit endinspiratorischer Pause 19, 25ff., 30ff.
- ohne endinspiratorische Pause 22f., 29, 30ff.
-, PEEP 5, 38, 59, 63, 64f., 66, 68, 72, 73, 78, 80, 95, 98, 103, 120f., 125, 139
-, volumenkonstant 4, 105, 143
-, - mit Leck 41f.
-, ZEEP 65, 95, 97, 121
Beatmungsdruck 140f.
Beatmungsführung 100ff.
-, klinische Überwachung 104
-, nicht angepaßt 100f.
-, Richtlinien 103ff.
Beatmungsgerät (s. Respirator)
Beatmungskonzept (s. Beatmungsregime)
Beatmungsmuster 5, 132
Beatmungsparameter 33, 103, 145
-, Anpassung an die Lungensituation 1, 143, 145
-, Einfluß auf die Lungenmechanik 1, 9, 145
-, therapeutische Breite 139
Beatmungsregime 136f., 143, 145
Beatmungsrichtlinien 121
Belüftung 113
Beobachtungshilfen 104
Bronchopulmonale Dysplasie 59, 84, 85, 86, 89, 92f., 95, 98, 99, 102, 103, 106, 114, 119, 121, 134f., 104f.

Compliance 102, 129f., 131, 133, 134f., 141, 145
- verhalten 59, 63, 64, 66, 67, 72, 75, 80f., 85, 92f., 94, 103
CPAP 98, 125

Driftkompensation (s. Meßwertverarbeitung, Nullinienfindung)
Dyspnoe 103

Einatemzeit 105, 136
Entlüftung 114, 119
Erkrankungsgrad der Lunge (s. Kategorie)
Exspirationsflow 99, 114
Exspirationswiderstand 125
Exspirationszeit (s. Ausatemzeit)

Flow 105, 115, 124, 125, 143
Frequenzabhängigkeit 115f.
frequenzabhängige Systeme 122
funktionelle Residualkapazität 135, 137

hyaline Membranen 132f.
Hyaline Membranen Syndrom 64, 102, 114, 119, 132f., 139, 142
hysteresisähnliches Verhalten d. Lunge 77, 84, 119ff., 137

IMV (s. Beatmung, IMV)
- Einrichtung 125f.
- Regime, modifiziert 138f.
- Spirogramme 138
Inspirationsflow 29, 99, 103, 143
Inspirationsvolumen 141
interstitielles Emphysem 119
- Ödem 74, 77, 78, 95, 97, 102, 118, 121, 132f.
intraalveoläres Ödem 121, 132f.

Kategorie (Erkrankungsgrad der Lunge)
- 1 und 1a 102, 103, 118f., 130ff., 132f.
- 2 102, 103f., 119ff., 133ff.
- 3 und 4 103, 105f., 121, 134f., 144
Kategorieneinteilung 102f.

Lecks im Beatmungssystem 143
Lungenblähung 139
Lungenfunktion (s. Lungenmechanik)
Lungenmechanik 1, 9, 100, 119
-, Beeinflussung der Beatmungscharakteristik 1
-, Messungen am Lungenmodell 1, 18ff.
-, - Patienten 1, 59ff.
lungenmechanische Werte 102, 131
Lungenmodell 9f., 16ff., 112ff.
-, Belüftung 113
-, Entlüftung 114
-, Stenosen zur Resistanceänderung 19
-, Versuchsaufbau zur Triggermessung 16f.
-, - zur IMV-, IDV- und CPAP-Untersuchung 17
Lungenschäden 141

Maschinencompliance 124f., 127
Maßeinheiten 4
-, Umrechnungsfaktoren 4
Mekoniumaspiration 69f., 109
Membransyndrom (s. Hyaline Membranen Syndrom)
Meßplatz 111
Meßwerte, Interpretation 112
Meßwerterfassungssystem 3
-, CO_2/O_2-Messung 11
-, Driftkompensation 3
-, Druckmessung 10
-, Flowmessung 10
-, Meßwertregistrierung 11
Meßwertverarbeitung 3, 111
-, Berechnung der CO_2-Abgabe 14f.
-, Berechnung der O_2-Aufnahme 15
-, Complianceberechnung 3, 13
-, Druckkalibrierung 15
-, Flow-/Volumenkalibrierung 15
-, Gerätecompliance 19
-, Nullinie des Flowsignals 11
-, Nullinienfindung 111
-, Resistanceberechnung 3
-, - aus der Atemarbeit 13f.
-, - nach dem Äquiresistanceverfahren 14, 112
-, Totraumberechnung 3, 14

Nettotriggerantwortzeit 46, 116f., 129
Nettotriggerempfindlichkeit 46, 116f.

pulmonale Zeitkonstante 27, 28, 34, 47, 53, 57f., 102, 104, 114, 115f., 118, 124, 132, 142, 143
Peakflow (s. Spitzenflow)

Resistanceverhalten 61, 64f., 80f., 85, 92f., 94f.
Resistance 102, 130, 131, 132f., 134f., 139f., 145
- bei zunehmender Ungleichverteilung 32
Respirator 123f.
-, A4 2, 6ff., 17ff., 113, 124, 125, 127
-, AIV 124
-, Bird Mark 8 33
-, „continous flow" Gerät 5f.
-, druckkonstant 113f.
-, Servo 900B 17ff., 113, 125

Sauerstoffregler 3f., 77
Sauerstofftoxizität 140f.
Schockfolgen 102, 134
Schocklunge 74, 133
Selbsttriggerung 129
Seufzerbeatmung 122
Spitzendrücke 141
Spitzenflow 142
Spontanatmung 88f., 98f., 131, 142

Tidal volume (s. Atemzugvolumen)
„tolerable" Werte 129
Totraum 78f., 85, 133, 142
Trapped air Bezirke 85, 135
Triggerantwortzeit 47, 116f., 129

Triggereigenschaft 129
Triggereinrichtung (s. Triggersystem)
Triggerempfindlichkeit 116f.
Triggersystem 17, 46, 53

Überblähung 85, 93, 100, 103, 104, 114, 119, 120, 136f., 138f., 140
Überdehnung (s. Überblähung)
Übungsthorax (s. Lungemodell)
Uneven ventilation (s. Verteilungsstörung)
Unruhezustände 106

Ventilationsregime (s. Beatmungsregime)
Ventilator (s. Respirator)
Verteilungsstörung 29f., 89, 92f., 100, 105, 115, 121, 124, 134f., 136, 141f.
-, Belüftung bei 32
-, Leck bei 45
-, Modell zur 29f., 112, 114ff.
-, Versuch zur 30ff.
Volumen (s. Atemzugvolumen)
Volumenkonstanz (s. Abhängigkeit des Zugvolumens)

Widerstandsberechnung (s. Meßwertverarbeitung, Resistanceberechnung)

Zeitkonstante der Lunge (s. pulmonale Zeitkonstante)
Zugvolumen (s. Atemzugvolumen)
Zweifrequenzbeatmung 2, 107ff., 119, 121, 134, 137, 138f., 139, 142, 143, 145f.

MIX
Papier aus verantwortungsvollen Quellen
Paper from responsible sources
FSC® C105338

If you have any concerns about our products,
you can contact us on
ProductSafety@springernature.com

In case Publisher is established outside the EU,
the EU authorized representative is:
**Springer Nature Customer Service Center GmbH
Europaplatz 3, 69115 Heidelberg, Germany**

Printed by Libri Plureos GmbH
in Hamburg, Germany